五运六气

推算与应用

直断疾病运势

蒙头看诊无路
运气指月列星

编著 阎钧天

整理 药红霞

中国科学技术出版社

·北京·

图书在版编目（CIP）数据

五运六气推算与应用：直断疾病运势 / 阎钧天编著；药红霞整理. —北京：中国科学技术出版社，2019.5（2020.11 重印）

ISBN 978-7-5046-8254-3

Ⅰ.①五… Ⅱ.①阎… ②药… Ⅲ.①运气（中医）－研究 Ⅳ.① R226

中国版本图书馆 CIP 数据核字（2019）第 055538 号

策划编辑	焦健姿　高　锋
责任编辑	焦健姿
装帧设计	华图文轩
责任校对	龚利霞
责任印制	李晓霖

出　　版	中国科学技术出版社
发　　行	中国科学技术出版社有限公司发行部
地　　址	北京市海淀区中关村南大街 16 号
邮　　编	100081
发行电话	010-62173865
传　　真	010-62179148
网　　址	http://www.cspbooks.com.cn

开　　本	710mm×1000mm　1/16
字　　数	204 千字
印　　张	17
版　　次	2019 年 5 月第 1 版
印　　次	2020 年 11 月第 3 次印刷
印　　刷	天津翔远印刷有限公司
书　　号	ISBN 978-7-5046-8254-3/R • 2388
定　　价	39.80 元

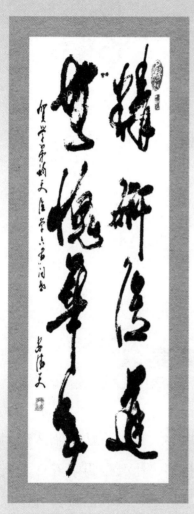

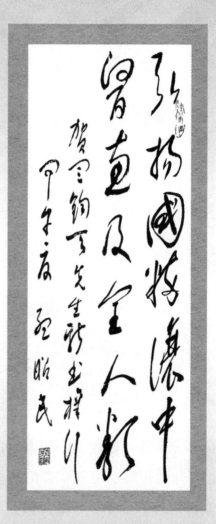

"精研医道，无愧华年"
原运城市政府副市长：安德天

"弘扬国粹，让中医惠及全人类"
原运城市委政协秘书长：孟昭民

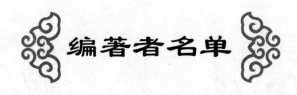

编著者名单

条山逸人　阎钧天

受业门人：黄　华　闫鑫林　李　源　穆志明

内容提要

全书分9章，概述了五运六气的内容、推算方法及临床应用。第1～3章分别介绍了运气学说的形成基础、什么是阴阳五行及天干甲子的具体内容；第4～6章具体介绍了五运、六气的推算方法以及运气之间的同化、异化；第7～9章主要讨论运气学说涉及的主病与治疗，同时结合《黄帝内经》（以下简称《内经》七大论），更大程度上的解说运气学说。本书内容丰富，着重理论，更强调临床实践，具有较高的学术研究价值，对临床工作有指导意义，适合中医临床各级医师阅读参考。

畅 序

天人合一的整体观是中华文化认识宇宙万物最根本的认识论，而动态灵活的辩证观则又是其应对瞬息万变的客观世界的最基本的方法论。在上述基本思想的指导下，古人在长期观察世界的过程中，试图探寻大自然万事万物的变化规律，以便于适应之，驾驭之。运气学说则是不断苦苦求索的结果之一。

运气学说昉于《素问》，集中论述于七篇大论之中。自古迄今，对之议论纷纭，毁誉杂陈，令人莫衷一是。近半个世纪以来，由于各种因素对学术的影响，对之更是诋毁有加，故近人参知运气者，寥若星辰。

余不敏，且于之着力甚微，故对运气学说认识浅薄，难以登坛论道。然从医数十年所闻所见，应用五运六气于实际，不论是岁运推演，还是针穴选配，成功范例非止一端。因之认为，学习古人研究自然界气候变化规律及对人体疾病影响的运气学说，有利于借天地五运六气之理，辩人身五藏六府之疾，对于扩大临床辨证思路应有所裨益。不过值得注意的是，不能以之一成不变的说明一切，代替一切。而应因时，因地，因人的不同，灵活辩证的应用，否则的话，则又易陷入教条主义的泥潭。《素问》的七篇大论阐述运气綦详，然亦谆谆告诫，不可刻舟求剑，缘木求鱼。如《至真要大论》云"胜复之动，时有常乎，气有必乎？岐伯对曰：时有常位，气无必也。"又《六元正纪大论》亦云

"四时之气，至有早晏，高下左右，其候何如？岐伯曰：行有顺逆，至有迟速……至高之地，冬气常在，至下之地，春气常在，必谨察之，"正是我们对于运气学说应有的态度。

　　阎钧天先生，幼崇岐黄，师承有专，好学而强记，博学而多识。其于运气学，偏爱有加，多年研究不辍，且广为应用。时论天时，时应物事，尝有应验者。近年来将其所藏资料，结合所思所行，整理成此书。内容丰富，文理清晰，且于具体实用着墨较多，对于初涉运气者及有志于研究者，都是一本难得的教材。现将刊印，实为有心于运气研究者之福祉。遵闫先生之嘱，不揣浅陋，乐为之序。

全国第二批名老中医

己丑仲夏　河　东　畅　达

贾 序

中医药学以中国系统思想为导向，经过长期实践，发展而形成了一门完整、系统、先进的医学科体系，而五运六气学说，就是这个体系中的一个非常重要的组成部分，是中医药学的精华和瑰宝之所在，也是中医药学"天人合一"整体观念的完美体现。

根据我们考察，五运六气学说在古代时，是业医者们必修的一门常识性学问。它包含了天文学、地理学、历法学、气象气候学、物候学、农业学、以及中国哲学、人文科学和社会学，他对人类健康和疾病的预测、预防、以及对疾病的诊断、治疗，起着十分重要的指导作用。

历代研究运气学说者不乏其人，尤其以明代的研究者和著作为最多，如明代张景岳《类经图翼》卷一、卷二专论运气，石震的《运气化机》，邵弁的《运气占候补遗》，汪机的《运气易览》，吕後的《运气图说》，吕夔的《运气发挥》，钱实的《运气说》等；金代有刘完素的《运气要旨论》，清代有《医宗金鉴》的《运气要诀》等。但随着鸦片战争的爆发，西方世界从经济、文化等各个方面对我国实行全面侵略，国学惨遭沦丧，西医要取代中医，中医药学面临灭顶之灾，五运六气学说更被视为封建糟粕被扔进了垃圾箱。遂使国学精华,淹没尘埃,无人问津。解放后，医学泰斗任应秋虽著有《运气学说》一书，但并未引起国人重视，以致诸多中医大家竟不知运气为何物，这确实是我中华医学之悲哀。

去年，我在运城搞中医药战略地位研究课题调研时，得知运城市民间中医药协会秘书长阎钧天先生对五运六气学说很有研究，并正在编写此书，今夏再下河东，则告书已成集，索来一阅，颇觉新颖，其书言简意赅，浅显易懂，我虽不通医学，读之也知某年气候有何特点，易发哪些病证，应该如何防治，况于通医者乎！

我在《中医药战略地位研究报告》"重新确立中医药重大战略地位"一文中曾经写道："中医药学是一门科学，是具有原创性和独创性的科学，他作为一种人体生命科学的知识体系，存在于西医和现代西方科学的视野之外"。我们应该重视自己民族的优秀文化，尊重和珍惜自己民族的创造成果，为了中华民族的伟大复兴，为了中医药学的伟大复兴，多发掘一些像运气学说这样的奇葩瑰宝，由感而发斯为序。

贾　谦　于北京

张 序

继承不泥古，发展不离宗，祖国医学源远千载，靠的是代代名医相传。阎钧天先生自幼学医，对祖国医学感情深厚，虽身居河东，却心忧天下，直面中医发展困局，挺身振臂高呼：要大家团结一致挽救祖国医学，振兴祖国医学。他虽已年迈，但耕耘不辍，他一面用祖国医学救死扶伤，以事实证明祖国传统医学之不可无，一面著书立说为后人传承祖国医学之瑰宝。2012年傅山先生诞辰405周年纪念大会时，阎先生慷慨激昂地写下了一首七言诗，电信发来，要我在大会上为他宣读，当时因会议内容拥挤未能如愿，现在把他写在这里与大家共享，以见先生对祖国医学的一片丹心，他的诗是这样写的。

> 我以我血祭青主，愿为岐黄捐头颅。
> 西风凛凛不足畏，有尔精神有尔骨。
> 承先启后不忘祖，方是民族大丈夫。
> 吾侪父兄齐努力，不信国医无前途。

阎先生天资聪颖，勤奋苦学，知识渊博，确有"学富五车，才高八斗"之风。登坛讲课，不带讲稿，口若悬河，引经据典，不差半字，若书在目。对祖国医学的理解与认识，颇有卓见，高人一筹。

在人们对西医趋之若鹜的今天，先生医书的出版，确实显得意义重大。相信此书出版后，会发生巨大的影响和效应，会使初学者渡沧海而有宝筏，使学有素养者借此而登堂入室，进一步探知古圣蕴奥，更好地继承发扬与提高祖国医学。

山西省卫生厅中医药管理局局长　张　波

于龙城

王 序

　　我与钧天素昧平生，在山西省 2008 年中医临床优秀人才研修班授课时相识，交谈中得知钧天对祖国医学不独感情深厚，且颇多研究。他对"五运六气学说"倍加推崇，集历年研究之所得，择其精粹著成《五运六气推算与应用》；对《伤寒杂病论》也别有见地，如被业界大家无所不尊崇的"六经辨证"，不敢越雷池一步，钧天则敢于否定，而倡导"阴阳六气辨证"，其申之曰："《伤寒论》辨证体系是阴阳六气而不是六经……疾病的传变是阴阳六气相感的，并不是六经相传……并不存在一日太阳，二日阳明，三日少阳等谬说。"把千百年来经典"结论"称之为"谬说"，此言或有离经叛道、过激之嫌，但似也不无可参考之处，特别是在今日敢于对"经典"提出这样尖锐批评，甚是难能可贵。所著医书都是钧天君半个世纪以来，学习、研究、临证中的结晶，其中多有新意，不论对业医者或医事管理和中医药爱好者都会有所帮助。日顷，钧天将书稿掷下，嘱我一阅并写序云云，拜读之后，自愧不如，谨陈数语，与钧天君共勉，是为序。

山西中医学院教授、拙医　王世民

丁酉年春月于太原

前　言

　　运气学说的主要内容，是根据阴阳五行生克制化的理论，探讨与究诘自然变化的规律，讨论自然界气象活动对人以及各种生物所产生的影响，从而指导农业生产，指导人们摄生延年，对疾病及早预测，以及既病之后的诊断和应对策略。其基本方法，是把纪年所用的天干、地支和自然界气候运动结合起来，推测其年的气候变化情况及其对各种生物和人体生理病理的影响。比如甲子年，天干"甲"代表的是五行中太过的土运，地支"子"代表的是六气中的少阴君火之气，大致看来甲子年的气候是以湿和热为主要特点。但由于运是分五步运行的，其中又有主运、客运之相互交错；气分六步运行，其中又有主气六步和客气之司天、在泉、左右四间气及客主加临等不同；每一步中，运与气又可以相互影响，所以春、夏、长夏、秋、冬五个季节中的寒、热、燥、湿在主格调湿与热的基础上又有差异。在对人体的影响方面，《素问·五常政大论》说："敦阜之纪……其经足太阴阳明，其脏脾胃，其病腹满，四肢不举，大风迅至，邪伤脾也。"《素问·六元正纪大论》说："凡此少阴司天之政……水火寒热持于气交而为病也，热病生于上，清病生于下，寒热侵犯而争于中，民病咳喘，血溢血泄，鼽嚏目赤，眦疡，寒厥入胃，心痛，腰痛、腹大，嗌干肿上。"在预防与治疗方面，《素问·六元正纪大论》说："必抑其运气，资其岁胜，折其郁发，先取化源，无使暴过而生其病也。食岁谷以全真气，食间谷以辟虚邪，岁宜咸以软之，而调其上。甚则以苦发之，以酸收之，而安其下，甚则以苦泄之，适气同异而多少之，同天气者以寒清化，同地气者以温热化，用热远热，用凉远凉，用温远温，用寒远寒，食宜同法。有假则反，此其道也。反是者病作矣。"

运气学说对于学中医的人来说是非常重要的,无论是学内科、外科、儿科、妇科,还是学针灸、推拿、按摩、气功,都是一门必修的基础课。中医"天人合一"的整体观和辨证论治精神淋漓尽致地体现在运气学说中,我们只有掌握了运气学说,才能得到中医学的真谛,才能见微知著、预知疾病的发生、发展与变化而防病于未然,才能胸有成竹,有的放矢,手到病除。

运气学说对于整个中医药学理论来说,更是不可或缺的一个重要组成部分,数千年来中医药学中的每一个飞跃发展和辉煌时期无不与运气学说有着密切关系,张仲景之论伤寒,宋、金、元四大家之主土,主火,主滋阴,主汗、吐、下,清代温热病学派之兴起,哪一个不是在运气理论指导下崛起的!现在中医药学要复兴,要改变百余年来无所突破、衰颓不振的局面,必须从运气学说上去打开缺口,才能使中医学重新辉煌于世人面前。

怎样才能学好和熟练掌握运气学说呢?说来并不很难。运气学说中的很多知识,其实就是气象学和天文学的常识,这在周代以前几乎是妇孺皆知的。如《诗经·小雅》"如彼雨雪,先集微霰"(冬天下大雪之前,必然先飞雪珠),又《国风》"朝蛴于西,崇朝其雨"(早上太阳出来时西方出现了彩虹,不久就要下雨了),老百姓都会相互传诵;又明代顾炎武《日知录》说:"三代以上,人人皆知天文,'七月流火',农夫之辞也。'三星在户',妇人之语也。'月离于毕',戍卒之作也。'龙尾伏辰',儿童之谣也。"

只要我们留心一下日常生活中的所见所闻,学习一些气象学知识,弄清阴阳五行制克生化的相互关系,熟练掌握十天干、十二地支、六十花甲子所含的各种信息,那对学习运气学说就易如反掌了。

关于运气学说的著作,历代研究者不乏其人,宋有刘温舒所著之《素问入式运气论奥》,明有熊宗立所著之《素问运气图括定局立成》,张景岳所著之《类经图翼》,清有吴谦等所著之《医宗金鉴·运气要诀》,汪省之所著之《运气易览》,坊刻运气书有《运气要诀》《运气彀》《运气掌诀》《运气指掌》，近代有任应秋所著之《运气学说》，皆对运气学说多所发挥，都不失为很好的学习参考书。但由于运气学说牵扯的知识面太广太泛，其间阴阳五行，生克制化，干支甲子，刑冲克害，关系翻来覆去，非常复杂，且所著又多是古文古语，艰涩难懂，学起来确属不易，所以历来多有医者望而生畏。致使中医这块瑰宝几欲埋没。

为使人人都能看懂运气学说，人人都会使用运气学说来养生保健，防病治病，鄙人不揣固陋，在前人的基础上左右参酌，条而理之，摄其要点，采其精华，尽量用俗言白话，编著了《五运六气推算与应用：直断疾病运势》一书。

本书共分9章，第1章运气概说，介绍关于五运六气的一些基本常识，对运气学说应有的认识，以及运气学说形成的渊源与基础；第2章阴阳五行，叙述阴阳五行的渊源、概念、含义、相互关系及其应用；第3章干支甲子，叙述干支甲子的渊源、概念、含义、相互配合方法及其应用；第4章五运，介绍如何推算五运的主运、客运，以及建运方法、五运交接时刻；第5章六气，介绍怎样推算六气的主气、客气、客主加临和六气的交接时刻；第6章运气合参，介绍运与气合看的方法；第7章运气学说的具体应用，介绍运气学说在医学临床中如何应用；第8章是六十年运气交司表；第9章，对《内经》论述运气的七大论原文进行介绍，以供读者参考和进一步研究运气学的真谛。

对于运气学说，我们应该灵活、辩证地去看待，不能刻舟求剑，一成不变地认为，某年就一定是什么气候，就一定会发生什么病，要注意因时、因地、因人而异的复杂性和多变性。

余资质愚陋，学疏才浅，虽于《内经》孜孜汲汲数十年，但仍觉徘徊歧路，不得登堂入室，对运气学说，虽然用心拳拳，但欲达目的，取之何易？所编所及，谬误之处，恐所难免，还望智者不吝赐教。

条山逸人　阎钧天
丁酉年仲夏于河东三香书屋

目 录

第1章　运气概说

一、什么是运气学说

运气学说，是中医药学的源头，是中医药学基础的基础，中医药学核心的核心，更是中医药学的精华所在和中医药学最高境界的理论。

清代医家高士宗说："五运六气，实乃医学之本源，神农本之而著药性，轩岐本之而著《内经》，仲景本之而著《伤寒》《金匮》。"可见运气学说与中医药学之间的关系，以及运气学说在中医药学中的地位是何等紧要。所以古人云："不读五运六气，检遍方书何济。"《素问•六节藏象论》说："不知年之所加，气之盛衰，虚实之所起，不可以为工矣。"

笔者认为，中医经典《黄帝内经》（以下简称《内经》），应该是在运气学说理论指导下写成的。现在出现在《黄帝内经》中的，讨论运气学说的"七大论"——《天元纪大论》《五运行大论》《五常政大论》《六微旨大论》《六元正纪大论》《气交变大论》《至真要大论》，据宋代林亿等考证，实即先古时期的《阴阳大论》。

到了唐代，王冰将之补入《内经》，以填充《内经》所亡之篇。此后，运气学说一度中兴，尤其宋、金、元时期研究运气的医家风起云涌，如成无己、刘河间、郝允、庞安常、沈括、刘温舒，以及明清之张景岳、石震、邵弁、汪机、吕复、吕夔、吴鞠通、吴谦等，对运气学说的研究推广及发扬，贡献颇多。孰知鸦片战争之后，许多国人自鄙自弃，丧失民族气节，视自己的优秀文化为落后、为封建，竟把中医药学的精华和瑰宝——五运六气学说当作糟粕，被扔进了垃圾箱。从此，运气学说即隐而不显，虽中医大家，亦鲜知运气之用，此所以中医药学近百年来停步不前，无所创新，无所发展，几欲灭亡的重要原因之一。

那么，究竟什么是运气学说呢？我们究竟应该用什么样的态度来认识和对待运气学说呢？

（一）运气学说，是一门研究和探索天、地、人之道的自然科学

五运六气讨论的内容，可以说全是天、地、人的事，包括了物理学、化学、数学、植物学、动物学、生理学、矿物学等。在《内经》七大论里，以人为中心，探讨了天体气象及东、南、西、北、中五方方域的种种物质现象与变化。

我们以《素问·天元纪大论》为例来说明这一问题。文中说到"天有五行御五位，以生寒、暑、燥、湿、风，人有五脏化五气，以生喜、怒、思、忧、恐""夫五运阴阳者，天地之道也，万物之纲纪，变化之父母，生杀之本始，神明之府也，可不通乎""夫变化之为用也，在天为玄，在人为道，在地为化。化生五味，道生智，玄生神。神在天为风，在地为木，在天为热，在地为火，在天为湿，在地为土，在天为燥，在地为金，在天为寒，在地为水""然天地者，万物之上下也；左右者，阴阳之道路也；水火者，阴阳之征兆也；金木者，生成之终始也"。

"寒、暑、燥、湿、风、火，天之阴阳也；三阴三阳上奉之；木、火、土、金、水、火，地之阴阳也，生长化收藏下应之；天以阳生阴长，地以阳杀阴藏，天有阴阳，地亦有阴阳。""天以六为节，地以五

为制，周天气者，六期为一备，终地纪者，五岁为一周，五六相合，而七百二十气为一纪。凡三十岁，千四百四十气。凡六十岁而为一周，不及太过，斯皆见矣。""夫子言上终天气，下毕地纪，可谓悉矣，余愿闻而藏之。上以治民，下以治身，使百姓昭著，上下和亲，德泽下流，子孙无忧，传之后世，无有终始。"可见，运气学说所研究的，主要是关于天、地、人，以及相互之间关系的一门学说。其所研究的天、地、人都是动态的，他们相互之间既有联系，又有影响，彼此在受到影响后，都会做出一定的应答。这些应答能告诉我们什么是正常，什么是不正常，我们可以根据这一结果来调整人类在宇宙中的生存方式。

（二）运气学说是阐述宇宙整体观和唯物辩证观的经典哲学

哲学，是关于世界观的学说，是自然知识与社会知识的概括与总结。运气学说，从始至终贯穿了以阴阳五行为核心的（思维与存在，精神与物质共存）唯物观的经典哲学。七大论的每一论，所阐述的都是阴阳五行反复变迁的哲学理论，在这个核心问题中，尤其突出的是太极一元观和宇宙万有论，这包括了我们中医药学所讲的整体观和辨证论治。

所以，中医药学的两大特点，整体观念和辨证论治这两个思想，实际上是导源于五运六气学说的。

运气学说首先强调的是宇宙整体观，即太极一元观。《素问·天元纪大论》引《太始天元册》云："太虚寥廓，肇基化元，万物资始，五运终天，布气真灵，总统坤元，九星悬朗，七曜周旋，曰阴曰阳，曰柔曰刚，幽显既位，寒暑弛张，生生化化，品物咸章。"

这段经文告诉我们，世界是物质的，自然界的事物虽然形形色色，万象纷呈，但他们依然是一个不可分割的整体，因为这些形形色色，万象纷呈的物体，都是由太极一元之气的气化运动而化生的。

孔子说："易有太极，是生两仪。"

朱子说："太极分开，只是两个阴阳，阴气流行则为阳，阳气凝聚则为阴，消长进退，千变万化，做出天地间无限事来。"

张景岳说："万物之气皆天地，合之而为一天地，天地之气即万物，散之而为万天地。"也都从不同侧面阐明了太极一元观思想。在七大论各篇中，则特别强调了自然与人的统一性，《素问·五运行大论》说："帝曰：寒、暑、燥、湿、风、火，在人合之奈何？其于万物何以生化？岐伯曰：东方生风，风生木，木生酸，酸生肝，肝生筋，筋生心……南方生热，热生火，火生苦，苦生心，心生血，血生脾……中央生湿，湿生土，土生甘，甘生脾，脾生肉，肉生肺……西方生燥，燥生金，金生辛，辛生肺，肺生皮毛，皮毛生肾……北方生寒，寒生水，水生咸，咸生肾，肾生骨髓，髓生肝。"不仅说明了人与自然是一个不可分割的整体，而且还说明了人体自身的整体性，为中医药学的整体观开了先河。

唯物辩证观在运气学说中也体现得淋漓尽致。

《素问·天元纪大论》有"气有多少，形有盛衰"之辨。

《素问·五运行大论》有"临观八极，考建五常"之察。

《素问·六微旨大论》有"愿闻天道六六之节盛衰何也"及"愿闻地理之应六节气位何如"之问。

《素问·气交变大论》有"五运更始，上应天期，阴阳往复，寒暑迎随，真邪相薄，内外分离，六经波荡，五气倾移，太过不及，专胜兼并，愿言其始，而有常名，可得闻乎"之考。

《素问·五常政大论》有"太虚寥廓，五运回薄，衰盛不同，损益相从，愿闻平气，何如而名，何如而纪也"之核。

《素问·六元正纪大论》有"五运之化，或从五（五字应为'天'字）气，或逆天气，或从天气而逆地气，或从地气而逆天气，或相得，或不相得"之征。

《素问·至真要大论》有"六气分治，司天地者，其至何如"？"上合昭昭。下合冥冥，奈何"之询。

运有大运、主运、客运和太过、不及、平运之异，气有主气与客气的司天、在泉、左右四间气之别，病有虚、实、寒、热、表、里、阴、阳之辨，治有补、泻、温、清、汗、吐、下、和之用，七大论中每一篇文章的字里行间，几乎都能看见"辨证"二字的存在。

（三）运气学说，是研究和探索人类最佳生存环境的人文科学

运气学说研究天文、研究地理、研究人事，"上终天纪，下毕地理"，其目的是什么？《素问·天元纪大论》回答了这个问题："上以治民，下以治身，使百姓昭著，上下和亲，德泽下流，子孙无忧，传至后世，无有终时。"

这就是说，运气学说研究的最终对象是人，最终目的是为了人类能够了解自然，掌握自然规律，适应自然环境，避免自然灾害的侵袭，从而预防疾病和准确诊断疾病治疗疾病，一句话，就是为了人类的健康生存，繁衍昌盛。所以，七大论里一再提醒人们，一定要和自然和平相处，要"必先岁气，勿伐天和"，要"谨奉天道"，对于天道"敬之者昌，慢之者亡"，要"抑其运气，资其岁胜，折其郁发，先取化源，无使暴过而生其病也"，要"先立其年，以知其气"，而后才可以言生死。

在七大论中重点讨论的，就是各个不同年份、不同节气和气运的易发疾病及治疗，如《素问·气交变大论》中讨论五运太过不及时的不同疾病表现，"岁木太过，风气流行，脾土受邪。民病飧泄，食减，体重，烦冤，肠鸣，腹支满；岁木不及，燥乃大行，民病中清，胠胁痛，少腹痛，肠鸣溏泄"等；《素问·五常政大论》中讨论六气司天在泉时易发病证，"少阳司天，火气下临，肺气上从，咳嚏鼽衄，鼻室口疮，寒热胕肿；风行于地，尘沙飞扬，心痛，胃脘痛，厥逆，膈不通"等，并讨论六气司天在泉所致疾病的治疗，"补上下者，从之，治上下者，逆之，以所在寒热盛衰而调之，上取下取，内取外取，以求其过。能毒者，以厚药，不胜毒者，以薄药"等。

（四）运气学说是一部包罗万象的大百科全书

运气学说涉及的内容，真可谓是包罗万象，无所不有，相当广泛。

从七大论中，我们能够看到的不单单是医学，还有天文学、地理学、历法学、气象学、生物学、生育学、农业学、哲学等自然科学、社会科学和人文科学许多方面的知识。所以，运气学说不仅在医学领域中具有重大价值，而且对自然科学、社会科学，以及人文科学也有着重大的贡献。总之，运气学说是中医药学的源头，是中医药学理论基础的基础、核心的核心、精华的精华，更是中华民族优秀文化的重要组成部分，是我国文化宝库中的一颗璀璨明珠。

二、运气学说的渊源与形成基础

运气学说的形成，历史悠久，大约可以追溯到6000年以前，所以说，他是形成于中医药学理论之先而不是之后。《素问·五运行大论》中"候之所始，道之所生"，即向我们说明了这个问题。

候，即自然界呈现给我们可视的征象和状况。道，在《内经》中有三种含义：一是"阴阳者，天地之道也"的"道"，指事物运动变化的"自然规律"；二是"夫道者，上知天文……的""道"，指最高境界的人或最高境界的学问；三是"候之所始，道之所生"的"道"，是指道理、知识，在这里就是我们所说的运气学说的理论。

"候之所始，道之所生"，向我们阐明了两个问题：一是告诉我们，自从天地间有了"候"，运气学说也就开始孕育诞生了。二是告诉我们，运气学说不是人们主观臆断、凭空捏造出来的，更不是什么封建迷信或玄学，运气学说来源于人们的生活与实践，来源于人们对天候、气候、物候（包括人与病）的观察和总结，运气学说的形成有其一定的物质基础和理论依据。

（一）运气学说形成于古代天文学知识

所谓天文，就是天空所出现的现象，包括宇宙中日月星辰的运动变化现象和大气运动变化现象两方面。

1. 观日月星辰

古人对日月星辰的运动变化，主要是从四个方面进行观察。

（1）观察北斗（北极）：由于北极周围没有亮星可依，所以古人就把北斗作为北极的代表，或作为北极来认可。北斗星共七颗，从构开始，依次为天枢、天璇、天玑、天权、玉衡、开阳、摇光（如果从摇光再往后延伸，至玄弋、招摇，则谓之九星）。这七颗星中的天枢为斗，天权为衡，摇光为魁，合起来叫斗纲，古人常用斗纲昏建来定四时十二月节气。如张景岳说："一岁四时之候，皆统于十二辰，以斗纲所指之地，即节气所在之处也。正月指寅，二月指卯，三月指辰，四月指巳，五月指午，六月指未，七月指申，八月指酉，九月指戌，十月指亥，十一月指子，十二月指丑，谓之月建。天之元气，无形可见，观斗建之辰，即可知矣。"

（2）观三垣：三垣即紫微垣、太微垣和天市垣。这三垣位于天之北极，象征着权威和尊贵，紫微垣位于北天极之中央，北斗之北，是人们想象中的皇帝起居作息之处；太微垣居紫微垣之下的东北方，像是受皇帝指令，制定政策，治理国家，发号施令的最高权力机构；天市垣居于紫微垣之下的东南方，则像是士农工商活动的地方。

（3）观二十八宿：二十八宿由二十八个星群组成，每个星群犹如一个诸侯国，数量不等，地面方域大小不同。二十八宿中的每一宿都有一个星宿名，并将之分为四个行政区，即角、亢、氐、房、心、尾、箕，位于东方区，占天域面积 75 度，命之曰青龙七宿；斗、牛、女、虚、危、室、壁，位于北方区，占天域面积 98 度，命之曰玄武七宿；奎、娄、胃、昴、毕、觜、参，位于西方区，占天域面积 80 度，命之曰白虎七宿；井、鬼、柳、星、张、翼、轸，位于南方区，占天域面积 112 度，命之曰朱雀七宿。

太阳，巡行于二十八宿之中，其巡行二十八宿的次序是：二月春分天门启，日缠室壁向南去，三月入奎娄，四月胃昴毕，五月觜参六井鬼，七月柳星张曦曦，乾坤至此满生意。八月秋分入地户，日缠翼轸行于北，九月入角亢，十月氐房心，冬月入尾箕，腊月斗牛，正月女虚危，天地生气至此已。待到来年春分日，东帝再把天门启。

（4）观七星：即五星中的金星、木星、水星、火星、土星和日月二星。

金星，又名启明星，太白星，或长庚星。金星晨在东而暮在西。金星是天宇中最亮的一颗星，故有启明、太白之称。

木星，十二年行天一周。十二地支，在天名为十二次，每一次，在天宇居一个方位，占有一定的面积。木星每到十二次的一次中要巡视一年，行30度，施行岁令，故又名岁星。

水星，总在太阳的左或右晃悠，周天分为十二辰，每一辰占地30度，水星离太阳最远也是30度，故又名辰星。

火星，色红如火，且时而从东往西，时而由西往东，乱人心目，故又名荧惑星。

土星，每二十八年行天一周，每到二十八宿的一宿中要坐镇一年，行13度有奇，故又名镇星。

因五星为五行之气所化，故可察自然之气运。

日星，每一昼夜巡天一度（天文学上叫太阳视运动），即地球绕日每昼夜行一度，太阳巡天一周，是为一年，可察阴阳之盛衰。

月，每一昼夜巡天十二度有奇，即月亮绕地球一周十二度有奇，月亮巡天一周，是为一月，以察阴阳之盛衰。

2．观天宇气色

我国天文学在先秦时期就已有了很高的水平，那时的人们就已经观察和计算出了北斗、三垣、七曜、九星、二十八宿等，在天体上的具体坐标及各个星宿所占据的纬度和运行轨道，知道了月亮绕地球一周需时29天12小时44分3秒，地球绕太阳一周需时365天5小时48分46秒，通过对北斗中斗纲所指方向的变化，了解了春、夏、秋、冬四季的温热凉寒变化，观察日食、月食等现象而知其对地球生物的影响等。

当时的天文学、气象学水平不仅很高，而且还很普及，明代顾炎武在他所著的《日知录》中说："三代以上，人人皆知天文，'七月流火'农夫之辞也，'三星在户'妇人之语也，'月离于毕'戍卒之作也，'龙尾伏辰'儿童之谣也。"

《诗经》中的"如彼雨雪，先集微霰""朝蝀于西，崇朝其雨"几乎是家喻户晓，妇孺皆知，还有民间传说秦始皇"焚书坑儒"事件的起因，也与读书人通晓天文有关，可见当时天文学知识的水平与普及程度。

运气学说就是在汲取了天文气象学的知识后才逐渐形成的。

当时人们从对天宇观察中看到了"丹天之气经于牛女戊分，黅天之气经于心尾己分，苍天之气经于危室柳鬼，素天之气经于亢氐昴毕，玄天之气经于张翼娄胃"，于是便确定了"土主甲己，金主乙庚，水主丙辛，木主丁壬，火主戊癸"的五运理论；又从"子午之岁，上见少阴；丑未之岁，上见太阴；寅申之岁，上见少阳；卯酉之岁，上见阳明；辰戌之岁，上见太阳；巳亥之岁，上见厥阴""厥阴之上，风气主之；少阴之上，热气主之；太阴之上，湿气主之；少阳之上，相火主之；阳明之上，燥气主之；太阳之上，寒气主之"的观察中，确定了六气司岁的理论。

同时，人们还注意到"燥以干之，暑以蒸之，风以动之，湿以润之，寒以坚之，火以温之。故风寒在下，燥热在上，湿气在中，火游行其间，寒暑六入，故令虚而生化也。故燥胜则地干，暑胜则地热，风胜则地动，湿胜则地泥，寒胜则地裂，火胜则地固矣""风、寒、暑、湿、燥、火，天之阴阳也，三阴三阳上奉之，木、火、土、金、水、火，地之阴阳也，生长化收藏下应之""阴阳之气，各有多少""五行之治，各有太过不及"，"寒暑相遘，燥热相临，风火相值""至而至者和，至而不至来气不及，未至而至来气有余"等自然现象，于是，运气学说的大框架也就形成了。

（二）运气学说形成于古代的历法学知识

历法学是形成运气学说的重要基础之一，因为运气学说所研究的气候现象，以及五运和六气的嬗递交接，同历法学有着十分密切的关系。

我国历法学是世界上最早形成的且比较成熟的历法学。根据《尚书·尧典》"日中星鸟，以殷仲春，日永星火，以正仲夏，宵中星虚，以殷仲秋，日短星昴，以正仲冬"的记载。

我国早在原始公社时期，就已经有了春、夏、秋、冬四季和春分、秋分、夏至、冬至的认识。到了春秋战国时期，二十四节气就已经基本确定，那时的人们就已成功地调整了阴阳历，使阴历、阳历能两者步调一致（阴历是指月亮绕地球一周的 29 天 12 小时 44 分 3 秒，阳历是指地球绕太阳一周的 365 天 5 小时 48 分 46 秒，二者不能相互除尽，怎样才能使他们两个步调一致呢？古人便首先把一年定为 12 个月，然后又采用将 12 个月设置为大月、小月和置闰的办法，即大月为 30 天，小月为 29 天，每隔三年闰一个月，每 19 年置七闰，这样更好地使阴历、阳历协调相等），并把一年分为四个季节，每个季节分为三气三节，每个月各有一气一节，全年共有二十四个节气。

运气学说，把每年的运分为初运、二运、三运、四运、终运五步，然后根据二十四节气进行交运，即在大寒（十二月）当日交初之运，春分（二月）后 13 日交二之运，芒种（四月）后 10 日交三之运，处暑（七月）后七日交四之运，立冬（十月）后四日交终之运；又把每年的气分为初之气、二之气、三之气、四之气、五之气、终之气六步，也按照二十四节气进行气的交接，即在大寒（十二月）日交初之气，春分（二月）日交二之气，小满（四月）日交三之气，大暑（六月）日交四之气，秋分（八月）日交五之气，小雪（十月）日交终之气。可见，运气学说如果离开了历法学知识，就会举步维艰。

（三）运气学说形成于古代的地理学、气候学及物候学（病候学）知识

运气学说的形成，离不开当时的地理学、气候学和物候学等基础知识，因为运气学说的原则是"不以数，推以象之谓也"，其研究的中心是围绕着自然气候的变化现象而进行的，而自然气候每因地理环境不同而不同，这些变化往往就体现在物候方面。

我国地处东半球，西北高而东南低，东方是天地所生之域，鱼盐之地，海滨傍水，气候温热；西方是天地收引之域，是金玉沙石聚集之处，气候肃凉；北方是天地闭藏之域，地高陵居，风寒冰冽，气候寒冷；南方是天地长养之域，地势低，水土弱，雾露多，气候炎热。

运气学说在接受了这些信息时，不仅注意到至高之地，冬气常在，冰雪不化，生物蛰伏的时间长，和至下之地，春气常在，温度高，雨露丰，生物生长茂盛的情况，提示"必谨察之"，而且还发现了由于受季风的影响。一年的气候形成了春温、夏热、长夏湿、秋凉、冬寒的特点，自然界的各种生物因此而表现为春生、夏长、长夏化、秋收、冬藏的自然规律。并且知道了在不同的节气来到时，就有不同的物候表现。

如正月立春，初候，东风解冻，二候，蛰虫始振，三候，鱼陟负冰；

雨水，初候，獭祭鱼，二候，候雁北，三候，草木萌动；二月惊蛰，初候，桃始华，二候，仓庚鸣，三候，鹰化为鸠；春分，初候，玄鸟至，二候，雷乃发声，三候，始电等。

以上地理区划不同的特征，气候变化特点，以及物候征象的种种表现，特别是由于受气旋活动的影响，以致风、寒、暑、湿、燥、火出现太过和不及现象，都是形成运气学说的重点内容。

（四）运气学说形成于天、地、人之间和平共处的维和思想

基于太极一元化的理论，天地万物与人都肇生于太极一元之气，彼此之间存在着不可分割的整体关系。所以，了解自然规律，掌握自然规律，顺应自然规律，实现天、地、人三者之间和谐共处，是运气学说从始至终贯穿的基本思想。

对于自然界气候来说，运气学说认为春温、夏热、长夏湿、秋凉、冬寒，依序而至，无偏无颇，则为天地之和，万物之福。

《素问·五运行大论》之"上下相遘，寒暑相临，气相得则和，不相得则病""从其气则和，违其气则病，不当其位者病，迭移其位者病"。

《素问·六微旨大论》之"天道六六之节"要"上下有位，左右有纪""君位臣则顺，臣位君则逆，逆则其病近，其害速，顺则其病远，其害微"。

《素问·六元正纪大论》之"通天之纪，从地之理；和其运，调其化。使上下合德，无相夺伦，天地升降，不失其宜，五运宣行，勿乖其政"，都强调了自然气候当以"和"为贵。

对人来说，我们处于自然界变换不居的气候之中，则必须"圣人遇之，和而不争"，必须"提携天地，把握阴阳""和于阴阳，调于四时""处

天地之和，从八风之理"，才能"与万物沉浮于生长之门"。

人类对于自然是无能为力，但对于人类自身却是可以进行调整。如在太阳司天之岁，可以通过"岁宜苦以燥之温之，必折其郁气，先资其化源，抑其运气，扶其不胜，无使暴过而生其疾，食岁谷以全其真，避虚邪以安其正，适其同异，多少制之。同寒湿者燥热化，异寒湿者燥湿化，故同者多之，异者少之，用寒远寒，用凉远凉，用温远温，用热远热，食宜同法，有假者反常"等不同方法，尽量去顺应自然规律，适应自然环境。

即使失败了，发病了，我们还可以采取相应的措施，如"司天之气，风淫所胜，平以辛凉，佐以苦甘，以甘缓之，以酸泻之；热淫所胜，平以咸寒，佐以苦甘，以酸收之；湿淫所胜，平以苦热，佐以酸辛，以苦燥之，以淡泄之；火淫所胜，平以酸冷，佐以苦甘，以酸收之，以苦发之，以酸复之；寒淫所胜，平以辛热，佐以甘苦，以咸泻之"等。

遵循"必先岁气，无伐天和""谨察病机所在而调之，以平为期""有者求之，无者求之，盛者责之，虚者责之，必先五胜，疏其血气，令其调达，而致和平"等原则，努力恢复自身及与自然的和谐状态。

为了达到这样的目的，运气学说不仅研究天文、地理、人事的各个层面，而且还着力研究了人类种种疾病的病因、病机，尤其是人体疾病与运气变化之间的关系，对各种疾病的具体治疗原则与方法。由此，便使运气学说理论成为中医药学的理论基础，成为凡为医者"不读五运六气，检遍书无济"的必修之课。

第2章 阴阳五行

阴阳五行，又叫五运阴阳。《素问·天元纪大论》说："五运阴阳者，天地之道也，万物之纲纪，变化之父母，生杀之本始，神明之府也，可不通乎！"这里的五运就是指的五行，五运或五行，都是对木、火、土、金、水这五种具形、具气物质的概括，因为这五种具形具气的物质始终在不停地运行活动，并且时时刻刻在发生着量与质的变化，所以叫它为五行或者五运。

五运与阴阳原本是一体，阴阳中自分五行，五行中各含阴阳。只是阴阳先于五行，五行生于阴阳，阴阳为五行之体，五行为阴阳之用，现将阴阳五行分别论述之。

一、阴　　阳

（一）什么是阴阳

什么是阴阳？有人说阴阳是一对哲学范畴，还有人说阴阳是中医拿来说理的工具，这些说法和解释不仅没有说清什么是阴阳，而且还更加混淆了阴阳的真正含义与概念。要回答什么是阴阳，还是《内经》上那一段话，即"阴阳者，天地之道也，万物之纲纪，变化之父母，生杀之本始，神明之府也"，这就是阴阳。《内经》这几句话，其实已把阴阳解释得再清楚不过了。这几句话向我们指出了以下几个问题。

（1）阴阳是自然界任何事物、任何现象都不可逾越的必然规律（天地之道也）。

（2）阴阳是自然万物运动变化中必须遵守的自然法则（万物之纲纪）。

（3）阴阳是自然万物肇生的基础，是构成宇宙万物的最基本要素，也就是说，阴阳是一种造就自然万物的特殊物质（变化之父母）。

（4）阴阳是自然中取之不尽，用之不竭的能源和力量，它支配着一切事物的发生、发展与变化（生杀之本始）。

（5）阴阳是造化宇宙万物的工程师、场所及信息库（神明之府也）。

说得再简单一点，阴阳就是自然，自然就是阴阳，自然界所存在的种种事物和种种事物的种种变化规律就是阴阳。

（二）阴阳从哪里来

阴阳从哪里来？《太始天元册》说："太虚寥廓，肇基化元，万物资始，五运终天，布气真灵，总统坤元，九星悬朗，七曜周旋，曰阴曰阳，曰柔曰刚，幽显即位，寒暑弛张，生生化化，品物咸章。"这段经文说明阴阳是从太虚中来的。

太虚，即特别空虚，也就是人们所说的混沌世界。宇宙之初，本是先天，"若论先天一事无"，先天的宇宙，原本就是一片空虚的混沌世界，而这一片空虚的混沌世界，却是由一种形而上的特殊物质所构成。这种形而上的物质之所以特殊，是因为它不仅无形、无色、无嗅、无味，也无声，而且还不是一团死寂之气。它是一团生机盎然，朝气蓬勃，活力充沛，能量无限，包含有蕴生宇宙万物的巨量信息的混沌一元之气。

这种混沌一元之气，其大无外，其小无内，难着边际，所以叫它为太虚（图 2-1）。太虚，既然是什么也看不见，什么也摸不着，什么也闻不到，什么也听不到的，那怎能说它是物质呢？这是因为自然界一切有形之物都是从无形的太虚中肇生出来的，这正如老子所说的"无名天地之始，有名万物之母""有物混成，先天地生，寂兮寥兮，独立而不改，周行而不殆，可以为天下母"。如果它不是物质，又怎能生出物质来呢？所以我们就对它有了物质的认定。

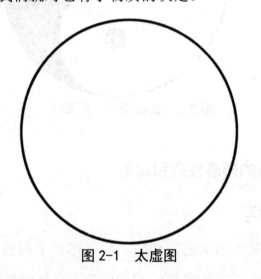

图 2-1　太虚图

　　现代科学实验也证明了这一观点，即科学家在做实验过程中，发现即使在绝对的真空状态下，也存在着无以数计的电子在活动，这些电子便是形而上的特殊物质。这些永恒活动的特殊物质，在热烈而不断的运动中产生了两极分化，其气之清轻上浮者为阳，其重浊下沉者则为阴，于是便产生了太极（图 2-2）。

　　太极图，其实就是阴阳图，孔子所说"易有太极，是生两仪"，两仪者何？所谓两仪，就是阴和阳这两种物质，或者说是阴和阳这两种能源。由太虚而太极，这时的自然界，仍然是一种形而上的自然界，这时的世界，也仍然是一个形而上的世界。所以阴阳之先，原为太虚，太虚动而生阳，静而生阴，是为太极。

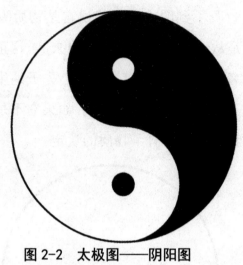

图 2-2　太极图——阴阳图

（三）阴阳的形态性质和功能

1. 阴阳的形态

由太虚而太极生出来的阴和阳，属于形而上的物质，所以它没有固定的形态（有形态而无常态），它们的形态每每随处而异，随时而变，正所谓，阴阳形态，千奇百怪，慧心识真踪，只在自然中。

2. 阴阳的性质

从阴阳的生成来看，阴或阳并没有固定的属性，但它们在特定的情况下，又会各具自己的特性。所以，这里所谓阴阳的性质，只是相对而言。

阴的性质是沉重，浊厚，安静，抑制，含蓄，阴冷，潜藏，肃杀。

阳的性质是轻浮，清薄，躁动，兴奋，外张，温热，暴露，生旺。

3．阴阳的功能

从太极一元之气中分化出来的阴和阳，互为动力，继续发生着运动和变化，以至产生了自然界万事万物。

老子说："道生一，一生二，二生三，三生万物。"

孔子说："易有太极，是生两仪，两仪生四象，四象生八卦，八卦生万物。"

朱子说："阴气流行则为阳，阳气凝聚则为阴，消长进退，千变万化，做出天地间无限事来。"

邵子说："若论先天一事无，后天方要着功夫。"

他们讲的都是关于阴和阳造化宇宙万物的事，所以要讲阴阳的功能，总体来说：一是造化自然万物；二是支配自然万物的运动和变化。若具体到阴与阳来说：阴在造化万物与支配万物运动变化中的功能，是孕育、荣养、滋润、抑制、安抚、凉息、贮藏、潜隐；而阳在造化与支配万物运动变化中的功能，则是生发、成长、促进、激扬、振兴、温暖、驱寒、宣张。

（四）阴阳的相互关系

阴和阳都生于太极一元之气，两者虽然异流但同其源，而且朱子说："阴气流行则为阳，阳气凝聚则为阴。"可见或阴或阳，自身并非固定不变，都是你中有我，我中有你，我就是你，你就是我，同而不同，难分彼此，所以阴阳之间就必然存在着密切的联系（图 2-3）。

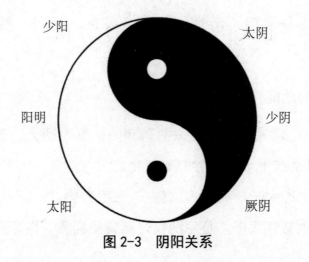

图 2-3　阴阳关系

从图 2-3 中我们可以看出以下几种关系。

1．对立统一的关系

我们把阴阳图的外圈看作是一个宇宙整体，那么用"S"线分开后，一半黑的就是阴，另一半白的就是阳，两者各占去了宇宙的一半，形成了很明显的对立状态，但这两种对立的状态又存在于同一个宇宙之内，双方谁也不能离开谁。否则，宇宙就会崩溃，自然界就会毁灭，这充分体现了阴阳的对立和统一关系。

在现实生活中，我们同样能体会到这种对立统一关系，无时无刻不存在于我们的身边，如晨昏昼夜，晨与昏是对立的，昼与夜也是对立的，但只有这种对立存在，才能构成一个整天的存在；再如一年的春、夏、秋、冬，春与秋、夏与冬是相互对立的，但如果没有这种对立，则不能构成一个完整的气候周期（年），任何一种生物尤其是人，就难以维持生命的存在。那么，人体也同样存在着这种对立与统一的关系，头与脚、体外与体内、五脏与六腑、气与血等也都是对立的。然而少了哪一部分，人还能成其人吗？

2．消长盛衰关系

阴阳运动，不单是二者的相互运动，更主要的是他们自身的运动，这就像地球的自转和公转一样。从图2-3中"S"线的走势可以看出，阴在等于零的时候，却是阳最为盛满的时候；相反，阳在等于零的时候，则是阴最为盛满的时候；阴由零逐渐增多，则阳却由多而逐渐减少；阳由零逐渐增多，则阴却由多而逐渐减少；我们把阴阳的这种变化状态叫作阴阳的消长盛衰关系，即阳消则阴长，阴消则阳长，阳盛则阴衰，阴盛则阳衰。

阴阳的消长盛衰，存在于任何事物之中，这在气候变化方面显得尤为突出。

冬至之际是阴寒最为隆盛的时候，也就是阳气等于零的时候，然而就是这个时候一阳之气竟开始萌生了，所谓"冬至一阳生"，从此之后，天气会一天比一天暖和，乃至经春入夏到达夏至，自然界没有了一丝寒意，这便是阴消阳长的过程。

夏至之际虽是最为炎热、阳气最为隆盛的时候，但一阴之气却在这个时候开始启动了，此所谓"夏至一阴生"，由此而后，天气又一天比一天凉，乃至立秋、立冬又到冬至，自然界气温节节下降以至坠至裂肤，这便是阳消阴长的现象。

3．互根互用关系

阴阳互根的问题，在前边已经说过，阴和阳在太极时原是一体的，虽然在运动中一分为二，但相互都不可能摆脱"基因"的遗传，所以你中有我，我中有你，已经成为必然。

从图2-3中可以看出，阳的一方中有一个黑点，那就是阳中有阴，阴根于阳；阴的一方中有一个白点，那就是阴中有阳，阳根于阴。只有相互为根，才能为彼此提供活动能量，才能为彼此消长转化提供诱导条件。

阴阳互用的问题，我们可以从图 2-3 中看到，自然界的整体是由阴和阳两者共同组成，阳离开阴，阳就不能独立存在，阴离开阳，阴也不能独立存在，阴和阳都以对方的存在为自己存在的条件，二者必须互依互存才能组成一个完整的事物；再则是，阴若无阳则寒若冰堀，阳若无阴则火海炎焦，所谓"无阳则阴无以生，无阴则阳无以化"。阴和阳都在彼此利用，否则，孤阳不生，独阴不长，自然界就会分崩离析。

在自然界气候变化方面，我们更可以体会出阴阳互根互用的道理。盛夏酷热之中依然有着阴凉之气的存在，不然天就不会下雨，地球就会着火；隆冬严寒之中也有着阳热之气内伏，不然万物就会冻死，自然界就会变成一片冰川。就构成人体的气与血这两种物质而言，气中无血则气燥而散，血中无气则血凝而不行，无气则血无以生，无血则气无以化。这就是阴阳互根互用的具体体现。

4. 相互转化关系

阴和阳都没有绝对的属性，在一定的条件下，他们是可以相互转化的。从图 2-3 中我们还可以看到，阳由零发展到最鼎盛的阶段时，阴便开始发生了，而阴从零发生并发展到最鼎盛的阶段时，阳又从零开始发生了；这种情况就是阴阳相互转化的现象。自然界气候的寒热温凉变化，春夏秋冬的递接，晴雨的嬗变，就是阴阳相互转化的具体体现。

阴和阳的相互转化是有一定条件的，这个条件是什么？第一，是倚伏于对方中的自己，即图 2-3 里边看到的阳中的黑点和阴中的白点，即阴阳的互根条件；第二，是双方的发展都必须达到极端，即图 2-3

里边阴或阳最为丰满的现象，即物极必反的条件；由于对方早已埋伏了自己的基因，再加上量的逐渐积累，阴或阳便会发生质的改变而转化为对方。通过对阴阳关系的分析，我们对阴阳还应该有这样的认识：①阴阳是形而上的特殊物质；②阴阳是相对的；③阴阳是恒动的；④阴或阳都没有固定的指属；⑤阴阳原是同一种物质，因为运动而分化为二，所以，一就是阴阳。

二、五　　行

（一）什么是五行

五行即五运，也可以叫它五气。即木、火、土、金、水之风、热、湿、燥、寒这五气（五种物质）相互之间的运动，叫五行或五运。五行是对阴阳的具体化，是阴阳作用于自然界各种事物而使之发生、发展、变化的具体体现。

（二）五行从哪里来

太极一分为二，而为阴阳。既分之阴阳依然动静不息，于是从阳中又分出太阳、少阴，从阴中又分出太阴、少阳，而为四象。四象依然动静不息，于是便生出了五行。

那么，阴阳又是怎样生成五行的呢？河图解答了这个问题。河图载："天一生水，地六成之；地二生火，天七成之；天三生木，地八成之；地四生金，天九成之；天五生土，地十成之。"从这段文字可以看出，关于五行的生成，是由于一、二、三、四、五、六、七、八、九、十这几个数字之间运动的结果。这几个数字，其实就是阴阳嬗变的次序，这几个数字的运动，其实就是阴阳的运动，从太虚而太极，从太极而阴阳，再从阴阳而四象，而八卦，而五行，而万物，其实就是从一而二，二而三，三而四，四而五，五而六，六而七，七而八，八而九，九而十（即阳而阴，阴而阳……）的嬗变，这也就是老子的"道生一，一生二，二生三，三生万物"。

这几个数字中，一、二、三、四、五是生数，六、七、八、九、十是成数，而生化五行，主要是一、二、三、四、五这五个生数的功能。生数中的一和三是阳，二和四是阴，五居天地自然数之中位，禀阴阳二气之精，操造化万物之妙，是生成五行的关键所在。

每一行的生成都离不开"五"，阳一加上"五"便成水，阴二加上"五"便成火，阳三加上"五"便成木，阴四加上"五"便成金，两个"五"相加便成土。后世把皇上称作"九五"之尊，就充分彰显了"五"这个数字的权威和尊严。

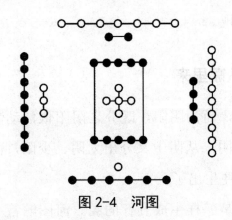

图 2-4 河图

观察图 2-4，我们应该注意以下几个问题。

（1）河图的五行生成数有先天、后天之别，阴数、阳数之异。即生数一、二、三、四、五为先天之数，成数六、七、八、九、十为后天之数；一、三、五、七、九五个单（奇）数为阳数，二、四、六、八、十五个双（偶）数为阴数。

（2）五行的生成一定是阴阳互生，即阴以生阳，阳以生阴，阴阳绝对不会自生；再则就是生数为阳者，成数必定为阴，而生数如果是阴者，成数就必然是阳。如天一（阳）生水，地六（阴）成之；地二（阴）生火，天七（阳）成之；天三（阳）生木，地八（阴）成之；地四（阴）生金，天九（阳）成之；天五（阳）生土，地十（阴）成之。

（3）五行中金、木、水、火的生成，都必须借助于土（五）的功能，所谓"土常以生""土能生万物"，否则阴阳是不会生化的。在自然生成数中，"五"这个数非常关键，他代表五行中的土，居天地全数之中，禀阴阳二气之质，操万物生化之妙，所谓九五之尊。故每一行的生数必须加上"五"才能成就另一行，如生数一加上"五"才能成为六之水，生数二加上"五"才能成为七之火等。

（4）五行仍有阴阳之分。五行生于阴阳，就一定禀受了阴阳的基因也有阴阳的分别。所以，木有阴木、阳木，火有阴火、阳火，土有阴土、阳土，金有阴金、阳金，水有阴水、阳水。

（5）阴阳五行一体观。五行生于阴阳，阴阳生于太极，阴阳五行原是一体。所以，说阴阳即当知五行，论五行即当晓阴阳，阴阳是五行之气，五行是阴阳之质，质非气不行，气非质不立。所以，五行所行的原是阴阳之气。天地无处不五行，万物无物不阴阳，阴阳五行之气充满了天地之间，天地万物其实就一个二五之气而已。

（6）阴阳之质立于地是为五行，五行之气行于天是为阴阳，所以天气变化可征之于地，物候反应可验天之气，这就是运气学说的立论依据和基础。

根据河图对五行生成的阐述，可以看出五行生成的次序是先水、后火、再木、再金。至于土，《内经》说"土常以生"，是其他各行生成的基础，故无须另外提出。

五行既生，何以致用？《洛书》则变先天为后天，而为"戴九（金）履一（水），左三（木）右七（火），二（火）四（金）为肩，八（木）六（水）为足。以体五行生克之用（图2-5）。

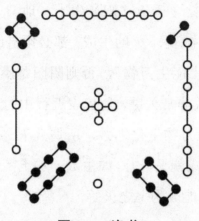

图2-5　洛书

河图体五行之生成，五行生成之后就要发挥作用，则洛书讲的就是五行之用，从洛书中我们可以看出：①洛书顺时针旋转为五行相生。即从一六水开始，往左为一六水生三八木，横而向右为三八木生二七火，在横而向中为二七火生五十土，顺而向上为五十土生四九金，顺直而下为四九金生一六水。②若逆时针旋转为五行相克。即仍从一六水开始，往右逆转为一六水克二七火，逆而往上为二七火克四九金，再逆而向左为四九金克三八木，再逆而向中为三八木克五十土，再逆而向下为五十土克一六水。

（三）阴阳五行与八卦

八卦一词最早见于《系辞传》，即"易有太极，是生两仪，两仪生四象，四象生八卦"。八卦是由阳爻"—"和阴爻"--"相互组合而成，每三个阴阳爻组成一个卦，组成的结果为乾、坤、震、巽、坎、离、艮、兑，共八组，所以叫八卦。八卦象征着八种不同的自然物象或现象，即以乾坤象征矛盾对立的天和地，以震巽象征矛盾对立的雷和风，以坎离象征矛盾对立的水和火，以艮兑象征矛盾对立的山和泽。这八种物象，应该说是构成自然界的最根本的元素。

　　八卦有先天八卦和后天八卦之不同，《皇极经世书》中说，"先天乃对待之体"，是"易之本也"，后天为"流行之用"，重在实际应用。先天八卦为伏羲氏所画，后天八卦为周文王所画，两者的关系，邵雍认为"先天非后天则无以成其变化，后天非先天则不能以自行也"。

1. 先天八卦

　　伏羲氏则河图而制先天八卦，其图为乾一、兑二、离三、震四、巽五、坎六、艮七、坤八（图2-6）。

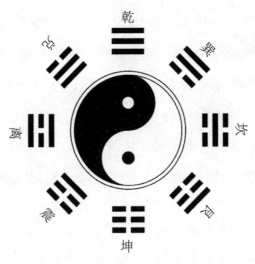

图 2-6　先天八卦

　　先天八卦有以下几个特点。

（1）卦画相对：从图 2-6 中可见，乾三连对坤六断；坎中满对离中虚；震仰盂对巽下断；兑上缺对艮覆碗，都是阴阳相对存在。

（2）先天主生：图 2-6 中震，巽一气相对为木，顺转向上而生离火，离火顺转向下而生艮坤土，艮坤土顺而向上而生乾兑金，乾兑金顺而向右下而生坎水，其形状如 WW，如将这种相生走向竖起来，则为 S 形螺旋式曲线，说明自然界永远是生生不息，没有尽头的。

（3）循环顺序与过程：①由乾而震逆时针旋转，即乾一、兑二、离三、震四，再由巽而坤顺时针旋转，即巽五、坎六、艮七、坤八，此即《说卦传》之"知来者逆"。②若从坤而巽逆时针往上，即坤八、艮七、坎六、巽五，再从震而乾顺时针往上，即震四、离三、兑二、乾一，则为《说卦传》之"数往者顺"，此即所谓"易逆数也"。由此可见，八卦的阴阳五行走向是既有顺，也有逆，逆顺是相互交错的，且不管顺行逆行，其运行方式都是呈 S 形的螺旋式曲线走向。

（4）对自然形成过程的解说：一是以八卦代表时间与地理方位，即乾南、坤北、离东、坎西，位当四正，兑东南、震东北、巽西南、艮西北，位当四隅；离主春季，乾主夏季，坎主秋季，坤主冬季，而兑、巽、艮、震四卦则为从春至夏、从夏至秋、从秋至冬、从冬至春之间的过渡时段。二是以八卦的时空统一思维方式认识世界，先天八卦图以阴阳对待为体，即"天地定位，山泽通气，雷风相薄，水火不相射，八卦相错"，来解释天地万物之化育，皆源于阴阳气化不息。

2．后天八卦

先天八卦之后，周文王参洛书，变先天为后天之用，其图为乾西北、坎正北、艮东北、震正东、巽东南、离正南、坤西南、兑正西（图 2-7）。

此所谓"天地者，万物之上下也，左右者，阴阳之道路也，水火者阴阳之征兆也，金木者，生成之终始也"。

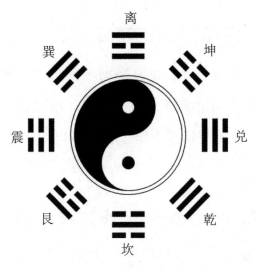

图 2-7　后天八卦

八卦分阴阳，乾、坎、艮、震四卦为阳，巽、离、坤、兑四卦为阴；八卦分五行，乾、兑为金，震、巽为木，艮、坤为土，离为火，坎为水；八卦再以等比级裂变，则阴阳五行，分之无穷，于是就有自然界万事万物的生生化化。

对于后天八卦的意义，《说卦》解释为："万物出乎震，震东方也。齐乎巽，巽东南也。齐也者，言万物之絜齐也，离也者，明也，万物皆相见，南方之卦也。坤也者，地也，万物皆致养焉。故曰致役乎坤。兑，正秋也，万物之所说也，故曰说言乎兑。战乎乾，乾，西北之卦也，言阴阳相薄也。坎者，水也，正北方之卦也，劳卦也，万物之所归也。故曰劳乎坎。艮，东北之卦也，万物之所成终，而所成始也，故曰成言乎艮。"

后天八卦主要在于说明自然界四时变化及万物在不同季节、不同

29

气候影响下的发展过程，从而指导人们的生活起居和农业生产。所以有人说后天八卦是一幅"季节气象变化一览图"。

（四）五行的形态、性质与功能

五行之气，和阴阳一样，仍是形而上的世界，并无固定形态。而以其气之所化来看，则已接近形而下世界，所以也就各有了自己的形态，并以其所具的性质与特点决定了它们各自的功能和作用。

1．五行的形态

木形修长，火形下圆上锐，土形敦厚，金形方正，水形平柔。

2．五行的性质

木的性质：《尚书·洪范》说"木曰曲直"而温和，即木具有柔软生发、舒畅条达和温煦的特性。

火的性质：《尚书·洪范》说"火曰炎上"而温热，即火具有温热上腾的特性。

土的性质：《尚书·洪范》说"土爰稼穑"而蕴蒸，即土具有敦厚承载、生化受纳的特性。

金的性质：《尚书·洪范》说"金曰从革"而清燥，即金具有坚强洁净、变革凉燥的特性。

水的性质：《尚书·洪范》说"水曰润下"而寒凉，即水具有湿润寒凉、流动向下的特性。

3．五行的作用

木的作用：木主敷布，木象征着阳气的启动，具有激发和催促万物复生的作用。

火的作用：火主生长升腾，火象征着阳气的旺盛，具有赞助万物生长、繁秀茂盛，以及温散阴寒和消融他物的作用。

土的作用：土主承纳变化长养，土象征着阴阳具备万物俱全，具有承载包容、生长生化的作用。

金的作用：金主收敛肃杀，金象征着阳气下沉，阴气渐生，具有肃降、收敛、核杀的作用。

水的作用：水主滋润荣养，水象征着阳气潜藏，阴气渐盛，具有降温退热、润养万物的作用。

（五）五行之间的关系

从前边的河图和洛书中，我们看到金、木、水、火、土五者不是各自孤立的，它们之间有着密切而复杂的联系，这些联系既有五行之间的生克乘侮，又有五行之间的互藏和胜复（图 2-8 至图 2-10）。

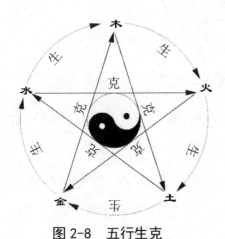

图 2-8　五行生克

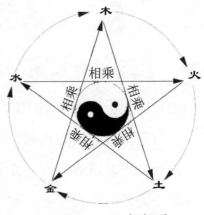

图 2-9　五行相乘

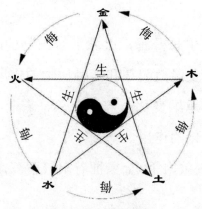

图 2-10 五行相侮

图 2-11 中圆弧箭头中乃反克，即相侮。如木本克土，反见土来侮木。

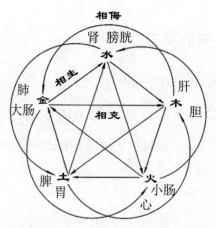

图 2-11 五行生克乘侮

太虚而太极，太极而两仪，两仪而四象，四象而五行，五行而万物，那么五行何以就能成万物呢？

五行之所以成就万物，关键就在于五行之间的生克胜复与互藏。

造化之机，不可无生，也不可无克，无生则不能繁育，无克则亢而为害。生克有度，胜复平抑，运行不息，则天地万物，生化无穷。

故生而有制，才是真生，克而有度，方为真克，亢则害，承乃制，制则生化。

1．相生关系

五行之间，首先存在相生关系。

相生，就是彼此之间的相互资助，相互帮扶关系。

厥阴风木能资助帮扶少阴君火和少阳相火，则火得木而旺；君相二火能资助帮扶太阴湿土，则土得火而有生气；湿土能资助帮扶阳明燥金，则金得土而润；燥金能资助帮扶太阳寒水，则水得金而清；寒水能资助帮扶厥阴风木，则木得水而茂。五行之间这种相互资助、相互帮扶作用就叫五行相生关系。

相生固然是好，但若生而无制，则反为其害。如木本生火，生之太过，则木反败为灰烬；火本生土，生之太过，则火败反为土灭；土本生金，生之太过，则土败反无生机；金本生水，生之太过，则金败反为水沉；水本生木，生之太过，则水败反为木壅。像这样生而无制，则反为相残了。所以，五行虽宜相生，但却不可生之太过。

2．相克关系

五行之间，不仅相互资助，相互帮扶，而且还相互制约，相互牵制，这样才能维持相互之间的平衡，这就是五行之间的相克关系。

厥阴风木制约太阴湿土，则土得木而疏；太阴湿土制约太阳寒水，则水得土而涸；太阳寒水制约少阴君火、少阳相火，则火得水而熄；君相二火制约阳明燥金，则金得火而熔；阳明燥金制约厥阴风木，则木得金而伐。五行之间这种相互制约作用就是五行相克关系。

相克似乎不吉，但若克而有度，则反为有用。如火之焰炽，得水克而为既济之象；金之坚锋，得火克而成锻炼之器；木之曲直，得金克而成有用之才；土之敦厚，得木克而能生长万物；水之泛滥，得土克而有灌溉之用。如此克而有度，实为相生。倘若克之太过则死必至矣。

3．相乘关系

五行相乘，就是五行相克太过。五行之间相互制约是为了维持事物之间的相对平衡，但是制约如果太过，反而又会破坏这种平衡状态。那么在什么情况下会出现这种相乘现象呢？

五行发生相乘现象，主要有两个原因：一是制约对方的一方即制约者过于强盛，因而给被制约者造成伤害；二是被制约的一方过于衰弱，因而承受不了制约者的制约。这两种情况都会发生相乘现象，这叫以强凌弱，这是五行关系中的一种不正常现象。

4．相侮关系

五行相侮，也是五行关系中的非正常现象，是五行之间发生的反克状态，即原来受我制约者，反而反回来制约我。如土本来制约水，水本来制约火，火本来制约金，金本来制约木，木本来制约土。现在反而出现了水冲土散，火烧水干，金重火灭，木硬金缺，土掩木腐的格局，这种格局就叫五行相侮。

5．胜复与互藏关系

胜，即五行相克太过；复即被克者之子对克气进行报复。

五行之间，有所胜，则有所败，有所败，则有所复，怎样报复呢？即母败时子气来复。如水太过则火必败，此之谓水胜火，火虽败而火之子土出而制水；火太过则金必败，此之谓火胜金，金虽败而金之子水出而制火；金太过则木必败，此之谓金胜木，木虽败而木之子火出而制金；木太过则土必败，此之谓木胜土，土虽败而土之子金出而制木；土太过则水必败，此之谓土胜水，水虽败而水之子木出而制土。这种复仇方式就叫子气来复，有胜有复，则五行平衡，五行平衡，则阴阳方能生化。

另外，五行之成万物，还有赖于五行的互藏之妙，五行之所以有互藏，乃源于阴阳的互根之理。所谓五行互藏，即五行的任何一行中，都藏有另外一行。

如木之有津，是木中藏水；土之有泉，是土中藏水；金之有液，是金中藏水；火之溶物，是火中藏水。水为万物造化之源，所以五行之中皆不可无水。

木钻之而生火，是木中藏火；金石击之而见火，是金土之中藏火。酒、油燃之成火，雨大可生雷电，湿久郁而发热可燃，是水中藏火，万物之生皆赖阳气之化，所以五行之中皆不可无火。

木得土而长，火得土而荣，金得土而生，水得土而蓄，万物之生莫不藉土，所以五行之中皆不可无土。

水以生草木，土以植草木，火以荣草木，金以成草木，万物之化生，必得木气之发动，所以五行之中皆不可无木。

土中藏金，河沙中淘金，草木生汞，火能煅金化金，万物生长有金方刚，所以五行之中皆不可无金。

通过以上对五行的讨论，可见五行之理，较之阴阳，更加错综复杂。对于五行，我们应该有以下几方面认识。

（1）五行源于阴阳，为阴阳所生。

（2）五行是介于形而上与形而下之间的特殊物质。

（3）五行为阴阳之质，体阴阳之用。

（4）五行是恒动恒变的。

（5）五行的运动必须保持动态平衡。

第3章 干支甲子

干，就是天干，俗称十天干或十干，《史记》称之为十母；支，就是地支，俗称十二地支或十二支，《史记》称之为十子。把天干和地支逐一进行配合，就叫甲子。据说发明干支的人是大约五千年前上古轩辕时期的大挠氏。起先，天干仅用来记日，因为每个月的天数都是以日进位的；地支是用来记月的，因为一年十二个月正好用十二个地支来代表。但在应用中，却发现每个月中竟有三天是同一个天干，很容易混淆。所以，就用一个天干和一个地支相配合来记日，这就产生了甲子。干支记日的办法后来又被引进到了记年、记月和记时，以及用以标记宇宙方位、阴阳造化之妙。所以，干支中储存了自然界所有事物，包括人在内的所有信息，所以我们可以说，干支甲子是时空的定位，是宇宙万类的信息库。

一、天　　干

天干有十个，即甲、乙、丙、丁、戊、己、庚、辛、壬、癸这十个符号，十天干简称十干，也叫十母。

（一）十干名称释义

十干的本义是非常朴素的，在六书中他属于形意、形象字，用以象征和代表自然界事物（阴阳）从孕育、发生到生长衰老以至于死亡的规律和次第。

甲：田字下出头，象征草木的种子在孕育生命之始先是破壳生根。

乙：象征种子开始向上发生芽苗，由于阳在内，阴包于外（种子的外壳和掩埋种子的土壤），故芽苗屈曲而生。

丙：象征芽苗破壳冲土而出，亮相于地面，炳然可见。

丁：象征芽苗开始茁壮成长，如人之成丁。

戊：象征草木的生长已经到了繁荣茂盛的阶段。

己：即记和已的意思，象征草木生长发展的势头已到了极点，已经有形可记，如果实之成熟就不再生长，并给人留下深刻印象。

庚：更换的意思。事物发展已到尽头，第一轮生命即将终止，又将更换下一轮新生命。

辛：辛者新也，新的生机开始潜伏。

壬：壬者妊也，阳气已经聚集于内，新的生命已经开始孕育。

癸：癸者揆也，阳气下潜，养精蓄锐，第二轮生命又将开始，万物揆然而萌动。

（二）十干阴阳属性

自然界的各种事物都由阴阳而生，都具阴阳之质，十天干既然是自然界各种事物的信息库，当然也就有阴阳之分了。十干阴阳，是按照奇、偶数，也就是单、双数来划分的，即奇数单数为阳，偶数双数为阴，十干的阴阳属性排列见表3-1。

表 3-1　十干的阴阳属性

阳干	甲	丙	戊	庚	壬
阴干	乙	丁	己	辛	癸

这样一来，十干所含的任何信息也就都有了阴阳之分。如甲，乙都含有风（温）的信息，则甲风刚劲而乙风柔和；丙丁都含有火的信息，则丙火热烈而丁火荼毒；戊己都含有湿的信息，则戊湿间热而己湿间寒；庚辛都含有燥的信息，则庚燥间温而辛燥间凉；壬癸都含有寒的信息，则壬寒之中尚有生阳而癸寒之中潜藏生机。

（三）十干的五行属性

十干既有阴阳属性，也有五行属性。甲乙居东方，五行属木；丙丁居南方，五行属火；戊己居中央，五行属土；庚辛居西方，五行属金；壬癸居北方，五行属水。

（四）十干的相互关系

十干既有阴阳和五行的属性，就有生克冲合的关系存在。

1．十干生克

十干生克要从两方面去理解，一是按所属五行的相生次序、相克次序相生相克，即甲乙木生丙丁火而克戊己土、丙丁火生戊己土而克庚辛金、戊己土生庚辛金而克壬癸水、庚辛金生壬癸水而克甲乙木、壬癸水生甲乙木而克丙丁火。二是按十干化五运太少相生相克，也就是阴生阳、阳生阴、阴克阳、阳克阴的方式相生相克，这种生克方式要比前边的复杂得多，其具体情况将在本章十干化五运中叙述。

2．十干冲合

十干不仅有生克关系，而且还有冲合关系。十干相冲可分为四组，即甲与庚相冲，乙与辛相冲，壬与丙相冲，癸与丁相冲。十干相冲决定于十干所居的方位和其五行属性。甲与庚相冲、乙与辛相冲，是因为甲居东、庚居西、乙亦居东、辛亦居西，东与西针锋相对，且甲乙为木，庚辛为金，金木相克，所以甲庚相冲、乙辛相冲；壬与丙相冲、癸与丁相冲，是因为壬居北、丙居南、癸亦居北、丁亦居南，南与北针锋相对，且壬癸为水，丙丁为火，水火相克，所以壬丙相冲、癸丁相冲。十干中的戊己没有相冲相克关系，因为戊己皆属土，又皆居于中央，故而不克也不冲。

十干还有合化关系。十干合化关系首先是指二者可以共处，可以谈婚论嫁，故谓之相合。十干相合是这样的。

甲与己合，乙与庚合，丙与辛合，丁与壬合，戊与癸合。我们看到相合的十干，彼此却是相克的，既然相克又怎么相合呢？其中的道理是：土无木克则板结不疏，不疏则不能生化，故甲与己相合；木无金克则不能成材，故乙与庚相合；金无火克则不能成器，故丙与辛相合；火无水克则难成既济之象，故丁与壬相合；水无土克则泛滥成灾，故戊与癸相合。所以十干之相合者必是相克者。

十干相合之后必有化生，如人之婚嫁后必然生子。十干合化的方式，是每隔四位而合化之。甲隔四位娶己为妻，故甲与己相合而化土；乙隔四位嫁庚为妇，故乙与庚相合而化金；丙隔四位娶辛为妻，故丙与辛相合而化水；丁隔四位嫁壬为妇，故丁与壬相合而化木；戊隔四位娶癸为妻，故戊与癸相合而化火。

这五对合化关系看上去都是两两相克，如甲木克己土、庚金克乙木、丙火克辛金、壬水克丁火、戊土克癸水，但却克而不拆，反而合化，这就是五行生克制化关系的微妙之处。

十干只有在这种相克而相合中，才能生而有制，克而有度，才能相互制约，求得平衡，以成造化万物。

同时，十干的这种每隔四位相互配合关系还向我们提示了两个问题。

第一，男女婚配，不能近亲，近亲则有乖生化。甲乙皆木，丙丁皆火，戊己皆土，庚辛皆金，壬癸皆水，两两都有血缘关系，所以甲和乙不能相配，丙和丁不能相配，戊和己不能相配，庚和辛不能相配，壬和癸不能相配。

第二，阴阳婚配，不能乱伦，乱伦则势必毁灭。甲乙木生丙丁火，丙丁火生戊己土，戊己土生庚辛金，庚辛金生壬癸水，壬癸水生甲乙木，此皆父女母子关系，所以甲乙不能配丙丁，丙丁不能配戊己，戊己不能配庚辛，庚辛不能配壬癸，壬癸不能配甲乙。所以必须每隔四位而相配，才能避过这些关系。

（五）十干的应用

十天干最基本的含义，就是标记事物（阴阳）发生发展的先后次序与规律。甲、乙、丙、丁、戊、己、庚、辛、壬、癸，在顺序方面讲，基本相等于 1、2、3、4、5、6、7、8、9、10 这十个数字；而在表示事物发生发展规律方面讲，则一是生数之初，十是成数之极，从一到五为生数，表示事物向上向前生长的规律；从六到十为成数，表示事物向下向后衰落的规律。

自十天干诞生后，首先是上古轩辕时期的大挠氏用之以记日，之后，随着人们生活、生产的需要，对生活、生产实践的观察，十干的应用范围在不断增加和扩大，如人们不仅用天干记日，还用之以记年、记月、记时，用于对事物做标记，或对某一事件的先后次序做标记等。

（六）十干信息

随着十天干应用范围的扩大，十干所贮存的信息量也越来越大，现在用表格简单归纳见表3-2。

表3-2　天干信息表

天干	五行	方位	季节	气候	音声	气味	颜色	形态	生理	脏腑
甲	木	东	春	风	太角	酸臊	青	柔长	生	胆
乙	木	东	春	风	少角	酸臊	青	柔长	生	肝
丙	火	南	夏	热	太徵	苦焦	赤	明亮	长	小肠
丁	火	南	夏	热	少徵	苦焦	赤	明亮	长	心
戊	土	中	长夏	湿	太宫	甘香	黄	浊厚	化	胃
己	土	中	长夏	湿	少宫	甘香	黄	浊厚	化	脾
庚	金	西	秋	燥	太商	辛腥	白	坚敛	收	大肠
辛	金	西	秋	燥	少商	辛腥	白	坚敛	收	肺
壬	水	北	冬	寒	太羽	咸腐	黑	圆动	藏	膀胱
癸	水	北	冬	寒	少羽	咸腐	黑	圆动	藏	肾

二、地　　支

地支共十二个。即子、丑、寅、卯、辰、巳、午、未、申、酉、戌、亥这十二个符号，十二地支也叫十二辰、十二子。

（一）十二支名称释义

如同天干的含义一样，十二支的含义也是很朴素的，子、丑、寅、卯、辰、巳、午、未等十二个字，属于六书中的形意字、形象字或形声字，也是记事的符号，用以象征和代表事物（阴阳）的孕育、发生及生长壮老已规律的。

子：滋生的意思，为一阳萌生的开始，如草木的种子吸收了土壤中的水分而滋生于下。

丑：扭曲抽芽的意思，为阳气渐长，种子已经发芽，即将破土冒出地面。

寅：寅动演申的意思，为阳气渐壮（三阳开泰），能源渐足，芽苗伸出地面而舒展生长。

卯：茂盛的意思，为日照东方，生机盎然，草木开始茂盛生长。

辰：陈列振美的意思，为阳气发生已达最佳状态，草木开始开花葆实，将向自然展示美的一面。

巳：盛满完美的意思，为阳盛于外，阴实于内，果实即将成熟。

午：相交的意思，为阳气盛极之际，阴气冒地逆阳而出，以成阴阳相交之势。

未：滋味的意思，为阳气渐退阴气渐起，果实成熟已有滋味。

申：身体的意思，收获的意思，为阳气已退，阴气起而用事，申贼（收获）已经成身之物。

酉：老成贮存的意思，为阴气执事，万物已成收敛归仓（酉为万物已入之秋门）。

戌：灭或毕的意思，为阳气式微，万物毕成，阳气下潜入地。

亥：劾杀的意思，为阴气已极，万物皆死，阳气下潜而欲出。

（二）十二支阴阳属性

十二支的阴阳属性是根据十二支排列顺序的奇偶数，就是单双数来决定的，所以居于奇（单）数的子、寅、辰、午、申、戌属于阳，而居于双数的丑、亥、酉、未、巳、卯属于阴。

（三）十二支五行属性

亥子水，寅卯木，巳午火，申酉金，辰戌丑未土。

（四）十二支关系（生克冲合刑害）

1．十二支相生

十二支相生是根据他们所属的五行属性而决定的，亥子为水生寅卯木，寅卯为木生巳午火，巳午为火生辰戌丑未土，辰戌丑未为土生申酉金，申酉为金生亥子水。

2．十二支相克

十二支相克同样决定于它们各自的五行属性，亥子为水克巳午火，巳午为火克申酉金，申酉为金克寅卯木，寅卯为木克辰戌丑未土，辰戌丑未为土克亥子水。

3．十二支相冲

十二支相冲是每隔六位便相冲，这是由于每隔六位，就能看到两个地支的方位是相对的，两个地支所属的五行是相克的，所属的阴阳属性是相斥的，相对相克相斥，所以便相冲起来。

两两相冲的情况具体如下。

子居于北，为水属阳支，而午居于南，为火也属阳支，所以子午相冲。

丑居北偏东，为土是阴支，而未居南偏西，为土也是阴支，五行表面虽不相克，但丑土中藏有癸水辛金己土，未土中藏有乙木己土丁火，所藏五行两两相冲，所以丑未相冲。

寅居东偏北，为木是阳支，而申居西偏南，为金也是阳支，所以寅申相冲。

卯居正东，为木是阴支，而酉居正西，为金也是阴支，所以卯酉相冲。

辰居东偏南，为土是阳支，而戌居西偏北，为土也是阳支，其五行表面也不相冲，但辰土藏有乙木戊土癸水，戌土藏有辛金丁火戊土，所藏五行也见相冲，所以辰戌相冲。

巳居南偏东，为火是阴支，而亥居北偏西，为水也是阴支，所以巳亥相冲。

4. 十二支相合

十二支相合有六合与三合的不同。

所谓六合，就是每两个地支为一个组合，十二个地支共六个组合。即子与丑合为金，寅与亥合为木，卯与戌合为火，辰与酉合为金，巳与申合为水，戌与未合为太阴、太阳。为什么会有这种相合方式呢？原因如下。

（1）十二支有一种内在的联系：即地支各有阴阳不同之属性，其中阴与阴、阳与阳属于同性相斥关系，而阴与阳或阳与阴则是异性相引关系，所以阳支和阴支之间就有了相合的关系。

（2）十二支中各藏有十天干：凡相合的两个地支，要么互相藏有与阳支五行属性相同的同一个天干，如子与丑合，是因为子丑中都藏有性同子水的癸水；寅与亥合，是因为寅与亥中都藏有性同寅木的甲木；巳与申合，是因为巳与申中都藏有性同申金的庚金；午与未合，是因为午与未中都藏有性同午火的丁火；要么是阳支中所藏的天干生阴支中所藏的天干，或阴支中所藏天干生阳支中所藏的天干，如卯与戌合，是卯中乙木生戌中丁火。辰与酉合，是因为辰中戊土生酉中辛金。

> **地支藏干歌**
>
> 子宫癸水在其中，丑癸辛金己土同。
>
> 寅宫甲木兼丙戊，卯宫乙木独丰隆。
>
> 辰藏乙戊三分癸，巳中庚金丙戊从。
>
> 午宫己土并丁火，未藏乙己丁共宗。
>
> 申中庚金壬水戊，酉宫辛金喜相逢。
>
> 戌宫辛金及丁戊，亥藏壬甲是真宗。

（3）是相合的两个地支：彼此都是自己一支日月相会之处。如子之日月会于星纪丑宫，丑之日月会于玄枵子宫，所以子与丑合；寅之日月会于娵訾亥宫，亥之日月会于析木寅宫，所以寅与亥合；卯之日月会于降娄戌宫，戌之日月会于大火卯宫，所以卯与戌合；辰之日月会于大梁酉宫，酉之日月会于寿星辰宫，所以辰与酉合；巳之日月会于实沉申宫，申之日月会于鹑尾巳宫，所以巳与申合；午之日月会于鹑首未宫，未之日月会于鹑火午宫，所以午与未合。

玄枵、星纪、析木、大火、寿星、鹑尾、鹑火、鹑首、实沈、大梁、降娄、娵訾，是名十二次，其位在天。

子、丑、寅、卯、辰、巳、午、未、申、酉、戌、亥，是十二支（辰），其位在地。

十二次和十二辰按以上次序排列，两两相对（图3-1），因为我当班时日月在你处相会，而你当班时日月在我处相会，你我彼此扯上了关系，所以就相合了。

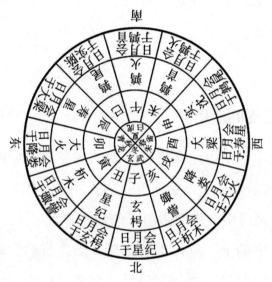

图3-1 十二辰次对应

所谓三合，则是每三个地支为一个组合，而且同一组合的这三个地支都必须是阳支或都必须是阴支，不像六合之一阴一阳相合。为什么在三合中就没有异性相吸，同性相斥了呢？这是由于各组的三个地支中都含有相同的天干之气，此所谓"同气相求"也。各组的相合情况是这样的。

寅午戌三合化火：寅属木，能生火，而寅中又含有天干丙火之气；午本属火，而午中又含有天干丁火之气；戌属土，而戌中也含有丁火之气，故三支便相合而化为火了。

巳酉丑三合化金：巳中含有庚金之气；丑中含有辛金之气；酉本属金，而酉中又含有辛金之气，故三支便相合而化金了。

亥卯未三合化木：亥属水，能生木，而亥中又含有甲木之气；卯本属木，而卯中又含有乙木之气；未中也含有乙木之气，故三者便相合而化木了。

申子辰三合化水：申属金，能生水，而申中又含有壬水之气；子本属水，而子中又含有癸水之气；辰中也含有癸水之气，故三者便合而化水了。

（五）十二支的应用

对十二支的应用，也是从轩辕时期的大尧氏开始的。在用哪个支配哪个月上，古人着实做了一番研究。古人不单是用它来做记事符号，更重要的是用它来说明一年中阴阳气的消长盛衰。

在十二个月中的十一月，正值冬至一阳之气萌生时期，这和种子开始滋生下一轮生命是一样的，说明一切事物的生长壮老已，都受着阳气的支配，而在八卦中一阳之气生于地雷复卦，于是就把十二支中的子和每年的十一月复卦相配合，这样便有了现在的十二支记月法。

十二支记月法：十一月地雷复卦建子月，十二月地泽临卦建丑月，正月地天泰卦建寅月，二月雷天大壮卦建卯月，三月泽天夬卦建辰月，四月乾卦建巳月，五月天风姤卦建午月，六月天山遁卦建未月，七月天地否卦建申月，八月风地观卦建酉月，九月山地剥卦建戌月，十月坤卦建亥月。

这样就把一年中阴阳之气的消长情况和事物的发生发展情况阐述得一清二楚了。

之后，人们也像应用十干一样，把十二支的应用推演到各个方面，给十二支注入了诸多信息。

（六）十二支信息

十二支中储存的信息量是非常丰富的,现将常用的信息列表见表3-3。

表 3-3　地支信息表

地支	五行	方位	六气	五味	颜色	形态	脏腑	月份	时间	天干
子	水	正北	君火	咸	黑	圆动	膀胱	冬月	23～1点	癸
丑	土	北偏东	湿土	甘	黄	浊厚	脾	腊月	1～3点	癸辛己
寅	木	东偏北	相火	酸	青	柔长	胆	正月	3～5点	甲丙戊
卯	木	正东	燥金	酸	绿	柔长	肝	二月	5～7点	乙
辰	土	东偏南	湿土	甘	黄	方厚	胃	三月	7`～9点	乙戊癸
巳	火	南偏东	风木	苦	红	明亮	心	四月	9～11点	庚丙戊
午	火	正南	君火	苦	赤	明亮	小肠	五月	11～13点	丁己
未	土	南偏西	湿土	甘	黄	浊厚	脾	六月	13～15点	乙己丁
申	金	西偏南	相火	辛	白	坚敛	大肠	七月	15～17点	庚壬戊
酉	金	正西	燥金	辛	白	坚敛	肺	八月	17～19点	辛
戌	土	西偏北	寒水	咸	黄	方厚	胃	九月	19～21点	辛丁戊
亥	水	北偏西	风木	咸	黑	圆动	肾	十月	21～23点	壬甲

三、甲 子

（一）甲子释义

甲子，是把十天干和十二地支两两相配，互相组合的特定称谓。甲子也是由轩辕时期的大尧氏发明的。大尧氏开始是先用十干记日，十二支记月，在应用中，发现用十干记日时，每个月中总有三天的天干是相同的，常常容易把事情记错，于是就把一个天干和一个地支进行组合应用，这样就可以组合出 60 个不同的单元来。这样用于记日也好，记月也好，记年也好，都很清楚明了，也不会发生混淆，所以便有了甲子的称谓，习惯上也称其为 60 花甲子。

《内经·素问·六微旨大论》说："天气始于甲，地气始于子，子甲相合，名曰岁立，谨候其时，气可与期。"天气就是天干，地气就是地支，天干十位从甲开始，地支十二位从子开始，一干一支相互组合，天干转六个回合，地支转五个回合，一直到天干最末一位"癸"和地支最末一位"亥"相互配合而为"癸亥"，正好是六十对组合，这便是一个甲子的周期（表 3-4）。甲子其实就是对自然界二五之气造化万类在时空方面的定格。

表 3-4　甲子周期表

甲子	乙丑	丙寅	丁卯	戊辰	己巳	庚午	辛未	壬申	癸酉
甲戌	乙亥	丙子	丁丑	戊寅	己卯	庚辰	辛巳	壬午	癸未
甲申	乙酉	丙戌	丁亥	戊子	己丑	庚寅	辛卯	壬辰	癸巳
甲午	乙未	丙申	丁酉	戊戌	己亥	庚子	辛丑	壬寅	癸卯
甲辰	乙巳	丙午	丁未	戊申	己酉	庚戌	辛亥	壬子	癸丑
甲寅	乙卯	丙辰	丁巳	戊午	己未	庚申	辛酉	壬戌	癸亥

从表 3-4 的干支配合上可以看出：①阳干配阳支，阴干配阴支，干支阴阳不可混配；②干支的配合中，天干要往复排演六次，地支往复排演五次，才能完成甲子一周的循环。

　　一个甲子周期为 60（时、日、月、年），以年来讲即 60 年，60 年可分为前 30 年和后 30 年，每年有 24 个节气，前 30 年中包括 720 个节气，这叫"一纪"或"一周"；后 30 年中包括 720 个节气，合起来一共 1440 个节气。

（二）甲子的阴阳属性

　　因为甲子是按照阳干配阳支、阴干配阴支进行配合的，所以甲子中凡阳干阳支的配对就属阳，如甲子、丙寅、戊辰等；阴干阴支的配对就属阴，如乙丑、丁卯、己巳等。

（三）甲子的五行属性

　　甲子的五行属性是一个很复杂的问题，它已脱离了干支本身的五行属性，在应用中一般有两种情况。

　　一是根据五音十二律而化出的纳音五行，有一首歌诀是阴阳家必须要熟记硬背的。

纳音五行歌诀

甲子乙丑海中金，丙寅丁卯炉中火。

戊辰己巳大林木，庚午辛未路旁土。

壬申癸酉剑锋金，甲戌乙亥山头火。

丙子丁丑涧下水，戊寅己卯城头土。

庚辰辛巳白蜡金，壬午癸未杨柳木。

甲申乙酉井泉水，丙戌丁亥房上土。

戊子己丑霹雳火，庚寅辛卯松柏木。

壬辰癸巳长流水，甲午乙未沙中金。

丙申丁酉山下火，戊戌己亥平地木。

庚子辛丑壁上土，壬寅癸卯金泊金。

甲辰乙巳覆灯火，丙午丁未天河水。

戊申己酉大驿土，庚戌辛亥钗钏金。

壬子癸丑桑柘木，甲寅乙卯大溪水。

丙辰丁巳沙中土，戊午己未天上火。

庚申辛酉石榴木，壬戌癸亥大海水。

另一个则是运气五行，这就更加复杂了，因为甲子中每一对干支并没有共同的五行属性，而是天干有天干所化的五行属性，地支有地支所化的五行属性，详细情况参阅五运与六气章中之论述。

（四）甲子的应用

甲子的应用很广泛，干支相互配合，最初仅是用于记事和推演历法，后来又用以纪年、纪月、纪日、纪时，如甲子年、戊寅月、庚子日、己酉时等；还用以记重大事件，如戊戌变法、辛亥革命、辛丑条约等；在运气学上则用以说明一年四季的气候变化及各个年份的不同气旋活动，推演每年的运与气，如庚寅年大运金运、司天之气少阳相火、在泉之气厥阴风木等。

另外，人们在对甲子的应用中，还发明了十二神（指阴阳五行之气的十二种状态，表 3-5），专门用以分析每天二五（阴阳五行）之气盈虚盛衰，关于阴阳五行之气的十二种状态，古人是这样表述的。

　　绝：二五之气绝处求生，正待受气纳精，养精蓄锐，以备再生。

　　胎：二五之气始生，结胚成胎，生命再续。

　　养：二五之气渐起，培育胎体，滋养新生命。

　　长生：二五之气渐充，胎体成就，生命完成。

　　沐浴：二五之气生机已振，新生命出生。

　　冠带：二五之气生机沛然，新生命继续发育成长，已可冠以衣带。

　　临官：二五之气旺盛，新生命茁壮成长，已经成熟。

　　帝旺：二五之气盛满，新生命血气方刚，如日中天。

　　衰：二五之气生机低下，新生命开始老化，走向没落阶段。

　　病：二五之气生机渐趋泯灭，生命消耗殆尽，已到弥留之际。

　　死：二五之气已经泯灭，这一轮生命又复结束。

　　墓：二五之气犹如灰中之火，潜藏入库，再行孕育下一轮生命。

　　知此之后，再看二五之气在不同月份、不同时日的状态，即十干寄生十二宫。关于十干寄生十二宫有一个口诀是这样的。

　　甲丙戊庚壬，亥寅寅巳申，先从长生起，顺推始为真。

　　乙丁己辛癸，午酉酉子卯，仍自长生起，逆推方见妙。

　　口诀中甲丙戊庚壬按顺序对应于亥寅寅巳申，乙丁己辛癸也按顺序对应于午酉酉子卯，即甲对亥，丙戊皆对寅，庚对巳，壬对申，乙对午，丁己皆对酉，辛对子，癸对卯。五阳干要按照子丑寅卯的顺序顺推，而五阴干则要按照亥戌酉申的顺序逆推。

　　口诀中的天干代表的是每一天，口诀中的地支代表的是月份，把天干纳入月份中，就可知道这一天的阴阳五行之气状态如何。比如甲子日的天干是甲，看四月份甲子日的二五之气如何，甲始于亥，从亥顺数至四月巳，则是病，则这一天的二五气处于生命弥留之际。乙丑日的天干是乙，看四月份乙丑日的二五之气如何，则乙始于午，从午逆推至四月巳，则这一天的二五之气处于沐浴状态（表3-5）。

表3-5　十二神应用表

	五阳干顺数					五阴干逆数				
	甲木	丙火	戊土	庚金	壬水	乙木	丁火	己土	辛金	癸水
长生	亥	寅	寅	巳	申	午	酉	酉	子	卯
沐浴	子	卯	卯	午	酉	巳	申	申	亥	寅
冠带	丑	辰	辰	未	戌	辰	未	未	戌	丑
临官	寅	巳	巳	申	亥	卯	午	午	酉	子
帝旺	卯	午	午	酉	子	寅	巳	巳	申	亥
衰	辰	未	未	戌	丑	丑	辰	辰	未	戌
病	巳	申	申	亥	寅	子	卯	卯	午	酉
死	午	酉	酉	子	卯	亥	寅	寅	巳	申
墓	未	戌	戌	丑	辰	戌	丑	丑	辰	未
绝	申	亥	亥	寅	巳	酉	子	子	卯	午
胎	酉	子	子	卯	午	申	亥	亥	寅	巳
养	戌	丑	丑	辰	未	未	戌	戌	丑	辰

　　此表看法：天干代表出生日，地支代表出生月，按阳顺阴逆，从出生的天干日数到他出生的月份，即可看出他出生日所值的十二神。如出生日是乙，出生月是三（辰）月，那么从午逆数至辰（三月），所值则是冠带。全类推。

（五）甲子中的信息

甲子中的信息非常多，包括了天干和地支所具有的任何信息，这里仅列有关运气方面的信息。

甲子，土运太过，少阴君火之气司天，阳明燥金之气在泉。

乙丑，金运不及，太阴湿土之气司天，太阳寒水之气在泉。

丙寅，水运太过，少阳相火之气司天，厥阴风木之气在泉。

丁卯，木运不及，阳明燥金之气司天，少阴君火之气在泉。

戊辰，火运太过，太阳寒水之气司天，太阴湿土之气在泉。

己巳，土运不及，厥阴风木之气司天，少阳相火之气在泉。

庚午，金运太过，少阴君火之气司天，阳明燥金之气在泉。

辛未，水运不及，太阴湿土之气司天，太阳寒水之气在泉。

壬申，木运太过，少阳相火之气司天，厥阴风木之气在泉。

癸酉，火运不及，阳明燥金之气司天，少阴君火之气在泉。

甲戌，土运太过，太阳寒水之气司天，太阴湿土之气在泉。

乙亥，金运不及，厥阴风木之气司天，少阳相火之气在泉。

丙子，水运太过，少阴君火之气司天，阳明燥金之气在泉。

丁丑，木运不及，太阴湿土之气司天，太阳寒水之气在泉。

戊寅，火运太过，少阳相火之气司天，厥阴风木之气在泉。

己卯，土运不及，阳明燥金之气司天，少阳相火之气在泉。

庚辰，金运太过，太阳寒水之气司天，太阴湿土之气在泉。

辛巳，水运不及，厥阴风木之气司天，少阳相火之气在泉。

壬午，木运太过，少阴君火之气司天，阳明燥金之气在泉。

癸未，火运不及，太阴湿土之气司天，太阳寒水之气在泉。

甲申，土运太过，少阳相火之气司天，厥阴风木之气在泉。

乙酉，金运不及，阳明燥金之气司天，少阴君火之气在泉。

丙戌，水运太过，太阳寒水之气司天，太阴湿土之气在泉。

丁亥，木运不及，厥阴风木之气司天，少阳相火之气在泉。

戊子，火运太过，少阴君火之气司天，阳明燥金之气在泉。

己丑，土运不及，太阴湿土之气司天，太阳寒水之气在泉。

庚寅，金运太过，少阳相火之气司天，厥阴风木之气在泉。

辛卯，水运不及，阳明燥金之气司天，少阴君火之气在泉。

壬辰，木运太过，太阳寒水之气司天，太阴湿土之气在泉。

癸巳，火运不及，厥阴风木之气司天，少阳相火之气在泉。

甲午，土运太过，少阴君火之气司天，阳明燥金之气在泉。

乙未，金运不及，太阴湿土之气司天，太阳寒水之气在泉。

丙申，水运太过，少阳相火之气司天，厥阴风木之气在泉。

丁酉，木运不及，阳明燥金之气司天，少阴君火之气在泉。

戊戌，火运太过，太阳寒水之气司天，太阴湿土之气在泉。

己亥，土运不及，厥阴风木之气司天，少阳相火之气在泉。

庚子，金运太过，少阴君火之气司天，阳明燥金之气在泉。

辛丑，水运不及，太阴湿土之气司天，太阳寒水之气在泉。

壬寅，木运太过，少阳相火之气司天，厥阴风木之气在泉。

癸卯，火运不及，阳明燥金之气司天，少阴君火之气在泉。

甲辰，土运太过，太阳寒水之气司天，太阴湿土之气在泉。

乙巳，金运不及，厥阴风木之气司天，少阳相火之气在泉。

丙午，水运太过，少阴君火之气司天，阳明燥金之气在泉。

丁未，木运不及，太阴湿土之气司天，太阳寒水之气在泉。

戊申，火运太过，少阳相火之气司天，厥阴风木之气在泉。

己酉，土运不及，阳明燥金之气司天，少阴君火之气在泉。

庚戌，金运太过，太阳寒水之气司天，太阴湿土之气在泉。

辛亥，水运不及，厥阴风木之气司天，少阳相火之气在泉。

壬子，木运太过，少阴君火之气司天，阳明燥金之气在泉。

癸丑，火运不及，太阴湿土之气司天，太阳寒水之气在泉。

甲寅，土运太过，少阳相火之气司天，厥阴风木之气在泉。

乙卯，金运不及，阳明燥金之气司天，少阴君火之气在泉。

丙辰，水运太过，太阳寒水之气司天，太阴湿土之气在泉。

丁巳，木运不及，厥阴风木之气司天，少阳相火之气在泉。

戊午，火运太过，少阴君火之气司天，阳明燥金之气在泉。

己未，土运不及，太阴湿土之气司天，太阳寒水之气在泉。

庚申，金运太过，少阳相火之气司天，厥阴风木之气在泉。

辛酉，水运不及，阳明燥金之气司天，少阴君火之气在泉。

壬戌，木运太过，太阳寒水之气司天，太阴湿土之气在泉。

癸亥，火运不及，厥阴风木之气司天，少阳相火之气在泉。

第4章 五　　运

一、五运的概念

五运就是地气的运动，五运与六气原本是同一物质，其运动在于地内的，就叫五运。五运即木运、火运、土运、金运和水运。《素问·天元纪大论》说："天有五行御五位，以生寒、暑、燥、湿、风。"这就是说，五运是木、火、土、金、水五行之气——风（温）、暑（火）、湿、燥、寒在自然界的变化与运动，也就是我们平常所说的"地气"变化情况。

地气，参与了气象变化和气候变化两个方面，气象变化是指整个自然界的大气的运动状态和现象，如风、雨、雷、电、霜、雪、雾、霾等。

气候变化则指在不同地区、不同时间，由于气流、纬度、海拔高度、地理形态的差异而形成的区划性、概括性的气象情况，如一步之外晴雨不同、高下之地冷热各异、春夏秋冬寒暖有别等。

地气变化，即五运的变化对自然界各种事物尤其是人的健康与疾病，会产生很大影响，了解它，掌握它，对于我们养生保健，预测疾病，预防疾病，以及诊断治疗疾病会有很大的帮助。

（一）五运与方域季节的关系

《素问·气交变大论》讨论了五气德化，政令灾变与五方（五位）的关系。"东方生风，风生木，其德敷和，其化生荣，其政舒启，其令风，其变振发，其灾散落。南方生热，热生火，其德彰显，其化蕃茂，其政明曜，其令热，其变销铄，其灾燔焫。中央生湿，湿生土，其德溽蒸，其化丰备，其政安静，其令湿，其变骤注，其灾霖溃。西方生燥，燥生金，其德清洁，其化紧敛，其政劲切，其令燥，其变肃杀，其灾苍陨。北方生寒，寒生水，其德凄怆，其化静谧，其政凝肃，其令寒，其变凛冽，其灾冰雪霜雹。"

风、暑（火）、湿、燥、寒五种气运，分别来自东、南、中、西、北五个方域，也即五个气候区划。它除了主司逐年全年的气候活动外，还分别主司一年中五个季节的气候活动。

东方风（温），主司于春；南方热，主司于夏；中央湿，主司于长夏；北方寒，主司于冬；西方燥洁清，主司于秋。

各个方域（气候区划）和不同季节的风向、温度、湿度、太阳照射时间、辐射量，以及降雨量、蒸发量等都是不相同的，他们在运动中，相互碰撞、相互影响，就会产生一种气旋（如台风现象）活动和一些特殊的气候现象。

另外，根据五方观念，风（温）、暑（火与热）、湿、燥、寒这五种气运现象，与一年各季的风向活动也有着密切关系，我国气象学家竺可桢在《中国气流之运行》一文中说："中国为季风气候区，冬季风向偏北，夏季风向偏南，季节更始，风信随之转易。此中风向之变动，于民生之关系至巨，冬季之风发自极北，挟寒凉冰雪之气流以俱来，远至粤南；夏季之风来自南海，与温暖湿润之气流相携并进，故其来也雨泽丰沛，以在中国东南部分湿润为尤甚。是以中国居民春耕之迟早，寒衣之御藏，皆以季风之消长为视。中国于冬季风向自陆上以吹入海中，夏季风向自海上以吹上大陆，至于春秋二季，则殆为风向转变之时期。"

人们根据对一年中各季节风向变化的观察，从中总结和掌握了一定规律，即春温、夏热、长夏湿、秋燥、冬寒，年年如此的基本恒定的气候状态。这五种气候状态，对自然界各种生物尤其是人的生、长、壮、老、已，无时无刻不在产生着巨大影响。

（二）五运的共性是火与热

从我国地气运动状况来看，其主旋律是火与热，这从五运各自的性质中就能看得很清楚。五运中东方主风，风其实就是温暖。

南方主火，火是热之极。

中央主湿，火热乃是湿之母，我们看"濕"字的组成结构就可知道湿与热的关系。而湿郁过甚则又可为火为热，所以湿常与热相伴。

西方主燥，燥乃火之所为，火灼则燥，而燥又易生火。

北方主寒，虽不兼火气，而至寒之地阳气必郁，此乃必然之理。

五运中四运偏热，一运兼热，所以发病中，也必然会以火热性质者居多。这种情况非常符合我国气候区划特点，我国除了高山、高原之外，从北到南可分为寒温带、温带、暖温带、积温带、热带等五带，从这里我们可以很明显地看出火热之气，决定了我国的气候特征——温热气候。

木、火、土、金、水五运有大运、主运、客运之分。

大运是主岁的运，也叫中运。大运（中运）是对一年365天地气整体气象状态的大致概括，比如甲子年全年的地气状况是湿气为主，乙丑年全年的地气状况是以燥气为主等。

主运，是分别主司一年中五个不同季节的运，是对一年中各个时间段中应见、常见的地气状态的概括，如春温（风）、夏热（火）、长夏湿、秋凉（燥）、冬寒，年年季季如此。

客运是不定时的运，不按照春温（风）、夏热（火）、长夏湿、秋凉（燥）、冬寒的规律运行，以其为非时之地气状态，如客之来访，所以称其为客运。

二、大运（中运）的推算方法

推算五运之大运，离不开十天干，因为五运是从十天干中化生出来的，运气学上叫作十干化五运。

十天干在五行属性方面，原本是甲乙属木，丙丁属火，戊己属土，庚辛属金，壬癸属水。但在干与干相互合化后所生出的五行，却与其原来的五行属性大不相同。

十干合化，是一个阳干与一个阴干相合而化，即甲与己合、乙与庚合、丙与辛合、丁与壬合、戊与癸合，其所化生出的五运，《素问·五运行大论》说："土主甲己，金主乙庚，水主丙辛，木主丁壬，火主戊癸。"

这里所讲的就是甲木阳干与己土阴干相合以后化出来的是土运，乙木阴干与庚金阳干相合以后化出来是金运，丙火阳干与辛金阴干相合以后化出来的是水运，丁火阴干与壬水阳干相合以后化出来的是木运，戊土阳干与癸说阴干相合以后化出来的是火运。为了便于记忆，我们可以把他编成一个歌诀。

十五化五运歌诀

甲己化土乙庚金，丙辛化水木丁壬。

戊癸化火君须记，太过不及阴阳分。

那么十干是怎样合化出五运之大运的呢？根据前人的说法有以下三种合化法。

（一）五天化五运

五天化五运，也叫五气经天化五运，《素问·五运行大论》说："丹天之气经于牛女戊分，黅天之气经于心尾己分，苍天之气经于危室柳鬼，素天之气经于亢氐昴毕，玄天之气经于张翼娄胃。"这段话阐明了十干相合后，所合化出的五运与十干原来的五行属性之所以不同的道理，也就是五天是怎样合化出五运来的道理。为什么十干本身所属的五行与阴阳干相合以后所化出来的五行会不相同呢？为什么五天会合化出五种大运来呢？这是因为十干本身所属的五行，是按照自然界的东、南、中、西、北五方与一年中春、夏、长夏、秋、冬五季而确定的，而十干化运，则是按十干在天体上的分布位置与二十八宿之间的关系确定的（图4-1）。

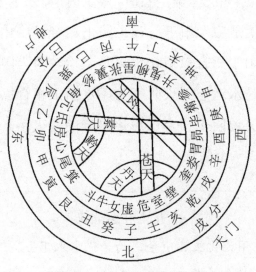

图 4-1 五气经天化五运

观察图 4-1 可以得出以下信息。

1．二十八宿在天体上的位置

角、亢、氐、房、心、尾、箕七星，居于天体的东方，其中角星十二度，亢星九度，氐星十五度，房星五度，心星五度，尾星十八度，箕星十一度，东方七宿所居纬度共七十五度。

斗、牛、女、虚、危、室、壁七星，居于天体的北方，其中斗星二十八度，牛星八度，女星十二度，虚星十度，危星十七度，室星十六度，壁星九度，北方七宿所居纬度共九十八度。

奎、娄、胃、昴、毕、觜、参七星，居于天体的西方，其中奎星十六度，娄星十二度，胃星十四度，昴星十一度，毕星十六度，觜星二度，参星九度，西方七宿所居纬度共八十度。

井、鬼、柳、星、张、翼、轸七星，居于天体的南方，其中井星三十三度，鬼星四度，柳星十五度，星星七度，张星十八度，翼星十八度，轸星十七度，南方七宿所居纬度共一百一十二度。

2．十二地支在天体上的方位

子居正北，午居正南，卯居正东，酉居正西，丑居北偏东，寅居东偏北，辰居东偏南，巳居南偏东，未居南偏西，申居西偏南，戌居西偏北，亥居北偏西。代表一年的十二个月。

3．十天干在天体上的方位

甲乙木居东，丙丁火居南，庚辛金居西，壬癸水居北，戊土居西北。己土居东南，代表五行所居的方位。

4．八卦在天体上的方位

乾居西北，艮居东北，巽居东南，坤居西南，坎居正北，震居正东，离居正南，兑居正西。代表事物及变化。

5．十干化五运在天体上的活动方位

丹天之气，即地气活动中见于天体的火气，经过牛、女、奎、壁时，恰好在天干戊癸所居于天体的方位；黅天之气，即地气活动中见于天体的土气，经过心、尾、角、轸四星时，恰好在天干甲乙所居于天体的方位；苍天之气，即地气活动中见于天体的木气，经过危、室、柳、鬼四星时，恰好在丁壬所居于天体的方位；素天之气，即地气活动中见于天体的金气，经过亢、氐、昴、毕时，恰好在乙庚所居于天体的方位；玄天之气，即地气活动中见于天体的水气，经过张、翼、娄、胃四星时，恰好在丙辛所居于天体的方位。所以，只要逢上甲年和己年，便就化了土运；逢上乙年和庚年，便就化了金运；逢上丙年和辛年，便就化了水运；逢上丁年和壬年，便就化了木运；逢戊年和癸年，便就化了火运。

（二）五建生五运（月建生运）

五建的五，是指十天干一阴配一阳为五组，建，是指每年正月的建寅法。五建生五运，就是看各年正月建寅时的天干所生是什么，什么就是该年之运。要知道逐年建寅法，首先要记住年上起月法。

年上起月法

甲己之年丙作首，乙庚之岁戊为头。

丙辛还从庚寅起，丁壬壬寅顺行流。

问君戊癸何方发，甲寅之上好追求。

根据以上年上起月法，我们已经知道了每年建寅的天干，然后看这个天干生的是什么，什么就是本年的大运。比如甲年己年建寅的天干是丙，丙为火，火所生的是土，那么土就是甲己年的大运了。再如乙庚年建寅的天干是戊，戊为土，土所生的是金，那么金就是乙庚年的大运了。其他各年以此类推。

（三）五龙定五运

五龙定五运，即五辰变五运。那么什么是五龙定五运呢？

五龙定五运，是根据年上起月法，将天干排列到辰上后，看辰上天干的五行属性来定运的。辰为龙，定乾坤，一言九鼎，故不管其年的天干五行属性是什么，都要以排到辰上的天干五行属性为准来定其年的运，排到辰上的天干是金，大运就是金运，排到辰上的天干是木，大运就是木运。

五龙定五运，仍然要掌握年上起月法。年上起月法在五建生五运中已经说过，现在我们来看一下天干是怎样随辰龙来化运的。

甲己之年丙作首，即甲年己年皆从丙建于寅往下推，则丁建于卯，戊建于辰，戊干五行为土，则甲己之年的大运就是土运。

乙庚之年戊为头，即乙年庚年皆从戊建于寅往下推，则己建于卯，庚建于辰，庚干五行为金，则乙庚之年的大运就是金运。

丙辛还从庚寅起，即丙年辛年皆从庚建于寅往下推，则辛建于卯，壬建于辰，壬干五行为水，则丙辛之年的大运就是水运。

丁壬壬寅顺行流，即丁年壬年皆从壬建于寅往下推，则癸建于卯，甲建于辰，甲干五行为木，则丁壬之年的大运就是木运。

戊癸甲寅好追求，即戊年癸年皆从甲建于寅往下推，则乙建于卯，丙建于辰，丙干五行为火，则戊癸之年的大运就是火运。

以上就是十干化五运之大运的三种方法，虽第二、第三两法相对简单，但运气学家一般却都推崇第一种化运方式。

三、主运的推算方法

主运，是一年五个季节中一定不变的主时之运。一年分为春、夏、长夏、秋、冬五个季节，再把五运按照春木风、夏火热、长夏土湿、秋金燥、冬水寒进行分布，年年如此，永不变易，如主人之在家，故谓之主运。

一年 365 天又 25 刻，分为春、夏、长夏、秋、冬五个季节，则每个季节的时间段为 73 天零 5 刻，这在运气学中叫运气五步或五步运，第一步运叫初之运、第二步运叫二之运、第三步运叫三之运、第四步运叫四之运、第五步运叫终之运。

一年中的五步运要互相交接，即第一步运从大寒节当日开始，至春分后十三日止而交与第二步运；第二步运从春分后十三日开始，至芒种后十日止而交与第三步运；第三步运从芒种后十日开始，至处暑后七日止而交与第四步运；第四步运从处暑后七日开始，至立冬后四日止而交与第五步运；第五步运从立冬后四日开始，至大寒当日止而又往下交与来年的第一步运。

　　主运的每步运是什么，怎样来推算呢？说来也很简单，即每年的第一步运都是从木运开始，而后按照五行木—火—土—金—水—木的五行相生次序，每隔 73 日零 5 刻走一步，则第一步运是木运，第二步运是火运，第三步运是土运，第四步运就金运，第五步运也就是终运就是水运，并于当年大寒节当日再交下年第一步初之运木运（图 4-2）。

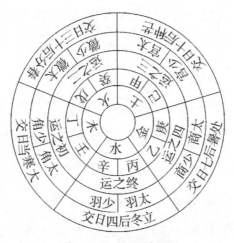

图 4-2　五运主运

　　图 4-2 中出现的"太角、少角、太徵、少徵、太宫、少宫、太商、少商、太羽、少羽"是怎么回事呢？这是对五运太过不及的一种特殊称谓。地气的活动犹如大海中的水浪并不稳定，风、热、湿、燥、寒，或有太过，或有不及，也是必然的。

四、客运的推算方法

　　客运是不定时的运，其如客之往来，变动不居，所以叫它为客运。客运与主运不同，如春令主运温暖，却来了一股寒冷的客运之气，三秋当凉爽，而客运反秋阳以曝，这就增加了气候变化的复杂性。

关于客运的推算方法很简单，那就是我们只要知道当年的大运是什么，就可以推算那年的客运了。

客运起运的方法是，首先要看其年的大运是什么，其年的大运就是其年客运的第一步运。知此然后按照五行相生的次序，每73日零5刻为一步往下交的方法去推算。

比如丁壬年的大运是木运，那么这年客运的第一步运（初运）也就是木运了。第一步运（初运）是木运，那第二步运（二之运）就是火运，第三步运（三之运）就是土运，第四步运（四之运）就是金运，第五步运（五之运——也叫终之运）就是水运。

丙辛年的大运是水运，则这年客运的第一步运就是水运了。第一步运是水运，则第二步运就是木运，第三步运就是火运，第四步运就是土运，第五步运就是金运。

庚寅年的大运是金运，则这年客运的第一步运就是金运了。第一步运是金运，则第二步运就是水运，第三步运就是木运，第四步运就是火运，第五步运就是土运。

戊癸年的大运是火运，则这年客运的第一步运就是火运了。第一步运是火运，则第二步运就是土运，第三步运就是金运，第四步运就是水运，第五步运就是木运。

甲己年的大运是土运，则这年客运的第一步运就是土运了。第一步运是土运，则第二步运就是金运，第三步运就是水运，第四步运就是木运，第五步运就是火运（图4-3）。

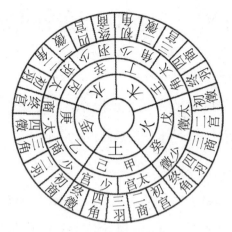

图 4-3 五运客运

依图 4-3 中甲己年为例，甲己年为土运，甲年属阳土为太宫，己年属阴土为少宫。如逢甲年则以太宫土为初运，按五行相生次序，则太宫土所生之少商金，便为二之运，少商金生太羽水，则太羽水便为三之运，太羽水生少角木，则少角木便为四之运，少角木生太徵火，则太徵火便为五之运；若是己年则以少宫土为初之运，按五行相生次序，则少宫土所生之太商金，便为二之运，太商金生少羽水，则少羽水便为三之运，少羽水生太角木，则太角木便为四之运，太角木生少徵火，则少徵火便为五之运。甲己年如此，则其余乙、丁、丙、戊、庚、辛、壬、癸各年也如此。

主运和客运都是按五行相生的次序，分为五步行走，并且每一步时间段也都是七十三日零五刻。所不同者，主运是从风木起第一步初之运，至第五步终之运水运而结束，且年年如此，万年不变；而客运则不然，客运是以本年之大运（即中运）为第一步初之运，然后按五行太少相生次序步步推移。在十年的一个周期内，每年和每年的六步都不相同，十年之后周而复始。

五、主客运太过不及平运的推算方法

五运有太过、不及和平运之分。太过运，是指主岁的运旺盛有余，不及运，是指主岁的运衰弱不足；而平运，则是指主岁的运平和安顺。

那么怎样能知道什么是太过运、什么是不及运与平运呢？

十天干有阴阳之分，凡阳干的就是太过，凡阴干的就是不及。所以，甲、丙、戊、庚、壬五阳干所化之运就是太过之运；而乙、丁、己、辛、癸五阴干所化之运就是不及之运；既无太过，又无不及的那就是平运了。

据此则甲子一周六十年中，六甲、六丙、六戊、六庚、六壬，就是太过之运；而六乙、六丁、六己、六辛、六癸，则是不及之运；而既无太过，又无不及的则为平运。以上分别五运太过不及与平气的方法，用以区别大运还可以，但要用以区别主运和客运，却不那么容易了，还需要经过一番复杂的推算，具体推算方法如下所述。

（一）太过不及运的推算方法

1. 五音建运

五音，就是宫、商、角、徵、羽这五种音调，在唐代叫作合、四、乙、尺、工，相当于现代乐谱中1、2、3、5、6的发音。

宫音发于喉，其音调低沉敦厚，最为重浊，而且也最长，五行属土；商音发于牙，音调比宫音略高，略清，略短而强劲有力，悲伤凄凉，五行属金；角音发于舌，音调不长不短，不高不低，不清不浊，悠扬舒畅，比较适中，五行属木；徵音发于齿，音调比角音短，但高而清，急促而欢快，五行属火；羽音发于唇，其音调最高最清，平顺滑利而清脆，五行属水。

五音配合十天干用于建运是这样的：宫音在天干为甲己，建于土运；商音在天干为乙庚，建于金运；角音在天干为丁壬，建于木运；徵音在天干为戊癸，建于火运；羽音在天干为丙辛，建于水运。

2. 太少相生法

五音建五运的一个重要环节是五音太少相生。十天干中有阴有阳，阳干甲、丙、戊、庚、壬为气过盛，称之为太；阴干乙、丁、己、辛、癸为气不足，称之为少。由于五音中的每一音都有一个阴干，一个阳干，所以每一音就都存在太过和不及的区别。如宫音为甲、己，则甲为太宫而己为少宫；商音为乙、庚，则乙为少商而庚为太商；角音为丁、壬，则丁为少角而壬为太角；徵音为戊、癸，则戊为太徵而癸为少徵；羽音为丙、辛，则丙为太羽而辛为少羽。五音按照五行阴阳相生次序相生，就叫太少相生。

太少相生包括两个含义，一是依五行之木生火、火生土、土生金、金生水、水生木的次序相循而生；二是按阴生阳、阳生阴，也即太生少、少生太的方式相循而生。太少相生既用于纪大（中）运，也用于纪主运和客运，这样就可以分析出逐年各季运气的阴阳胜负变化情况了（图4-4）。

图4-4的内圈列有十天干，既代表年份，也代表十日；天干外一圈是天干所化之运及各运之阴阳属性；最外之一圈，是五音太少之名称。从图4-4可见，无论从十干的那一干起，只要顺时针旋转，都是阴与阳相接，太与少相递，是阴生阳，阳生阴，少生太，太生少，如此以往循环无端。比如从甲起，甲所化为阳土太宫，从此向右，则阳土太宫

生乙所化的阴金少商，阴金少商生丙所化的阳水太羽，阳水太羽生丁所化的阴木少角，阴木少角生戊所化的阳火太徵，阳火太徵生己所化的阴土少宫，阴土少宫生庚所化的阳金太商，阳金太商生辛所化的阴水少羽，阴水少羽生壬所化的阳木太角，阳木太角生癸所化的阴火少徵，阴火少徵生甲所化的阳土太宫，依序而右再次循环，无论大运、主运、客运都是如此。这样就可以分析出某年某季运气的阴阳盛衰了。

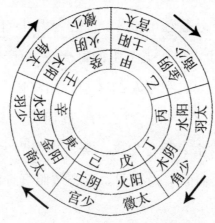

图 4-4　五运太少相生

3．五运推步

掌握了太少相生的方法，接着就要进行五运推步。五运推步，主要用于每年主运的推算。

五运推步，首先是把每年的主运都分为五步走，而且每年的主运的初运，都是从木运开始，按照五行相生的次序，一行一运一步，直至水运而结束。

如木运主春，在音为角，是每年的第一步运，叫初之运；木能生火，火运主夏，在音为徵，是每年的第二步运，叫二之运；火能生土，土运主长夏，在音为宫，是每年的第三步运，叫三之运；土能生金，金运主秋，在音为商，是每年的第四步运，叫四之运；金能生水，水运主冬，是每年的第五步运，叫五之运，也叫终之运。

其次，是把五音按照天干的阴阳属性分为太少，并从主岁年干本身根据五行相生次序往上倒推至"角"，看其是太角是少角而起初运。

现将各年主运推列如下。

甲年是阳土，运属太宫，按上述方法倒推至角，则生太宫者为少徵，生少徵者为太角，则六甲年初之运便起于太角，二之运为太角所生之少徵，三之运为少徵所生之太宫，四之运为太宫所生之少商，五之运为少商所生之太羽。

己年是阴土，运属少宫，生少宫者为太徵，生太徵者为少角，则六己年的初之运便起于少角，二之运为少角所生之太徵，三之运为太徵所生之少宫，四之运为少宫所生之太商，五之运为太商所生之少羽。

乙年是阴金，运属少商，生少商者为太宫，生太宫者为少徵，生少徵者为太角，则六乙年的初之运便为太角，二之运为太角所生至少徵，三之运为少徵所生之太宫，四之运为太宫所生之少商，五之运为少商所生之太羽。

庚年是阳金，运属太商，生太商者为少宫，生少宫者为太徵，生太徵者为少角，则六庚年的初之运便为少角，二之运为少角所生之太徵，三之运为太徵所生之少宫，四之运为少宫所生之太商，五之运为太商所生之少羽。

丙年是阳水，运属太羽，生太羽者为少商，生少商者为太宫，生太宫者为少徵，生少徵者为太角，则六丙年的初之运便为太角，二之运为太角所生之少徵，三之运为少徵所生之太宫，四之运为太宫所生之少商，五之运为少商所生之太羽。

辛年是阴水，运属少羽，生少羽者为太商，生太商者为少宫，生少宫者为太徵，生太徵者为少角，则六辛年的初之运便为少角，二之运为少角所生之太徵，三之运为太徵所生之少宫，四之运为少宫所生之太商，五之运为太商所生之少羽。

丁年是阴木，运属少角，按主运之初运每年必起于阴木角的方法，则六丁年的初之运即起于少角，二之运则为少角所生之太徵，三之运为太徵所生之少宫，四之运为少宫所生之太商，五之运为太商所生之少羽。

壬年是阳木，运属太角，则六壬年的初之运也从太角开始，不必再往上倒推了，于是二之运就为太角所生之少徵，三之运就为少徵所生之太宫，四之运就为太宫所生之少商，五之运就为少商所生之太羽。

戊年是阳火，运属太徵，生太徵者为少角，则六戊年的初之运便为少角。二之运为少角所生之太徵，三之运为太徵所生之少宫，四之运为少宫所生之太商，五之运为太商所生之少羽。

癸年是阴火，运属少徵，生少徵者为太角，则六癸年的初之运便为太角，二之运为太角所生至少徵，三之运为少徵所生之太宫，四之运为太宫所生之少商，五之运为少商所生之太羽。

十天干有阴阳之分，凡阳干的就是太过，凡阴干的就是不及。所以，甲、丙、戊、庚、壬五阳干所化之运就是太过之运；而乙、丁、己、辛、癸五阴干所化之运就是不及之运；既无太过，又无不及的就是平运。

（二）平运（气）的推算方法

五运除了太过、不及以外，还有平气之运。根据前边所讲，十干之属阳太过者五，计三十年，属阴不及者亦五，计三十年，那么哪里还会有平运之年呢？

关于平运之气，明代张景岳在《类经图翼·五运太少兼化逆顺图解》中说："平气，如运太过而被抑，运不及而得助也。"这就是说，太过的运如果受到抑制，或不及的运如果得到了资助，就都能构成平运之气。所以，平气之年仍在太过的三十年和不及的三十年中。

根据张景岳所说，可以构成平运之气的一般有以下五种情况。

1．看大运与司天之气的关系

（1）运太过而被抑：太过的大运，被司天之气克制，便可化为平运。如戊辰、戊戌年，大运是太徵，为火运太过，但辰戌太阳寒水司天，司天的寒水克太过之火运，于是这两年就化为平运之年了。

（2）运不及而得助：不及的大运受到司天之气的生扶，也可化为平运。如癸巳、癸亥年，大运是少徵，为火运不及，但司天之气是巳亥厥阴风木，木能生火，火得木生，则衰势可振，于是这两年就化为平运之年了，这是得生而致平者；另如己丑、己未二年，大运是少宫，为不及之土运，但司天之气是丑未太阴湿土，土与土比肩相帮，则弱者可强，所以这两年也就化为平气之年了，这是得扶而致平者。

2．看当年年干与年支之关系

看年干与年支关系，主要是看年干与年支在五行属性方面的生克关系，年干是阳干者为太过之运。若所逢的年支能克制年干之气，就可以构成平气。如甲寅年，年干甲为土运太过，而年支寅属木，木能克土，太过之土气被寅木一克便就变为平气之年了；再如丙辰年、丙戌年，年干丙为水运太过，而年支辰和戌都属土，土能克水，太过之水气被辰土或戌土一克就变为平气之年了。

年干是阴干者为不及之运，若所逢的年支能滋生年干之气，也可以构成平气。如己巳年年干己为土运不及，而年支巳属火，火能生土，不及之土气得巳火以资生，便就变成了平气之年；再如乙未年、乙丑年和乙酉年的年干乙皆为金运不及，而年支未和丑都属土，土能生金，年支酉属金，金见金，同气相助，不及之金气得土来滋生，或得兄弟比肩相帮，便也变成了平气之年。

3．看初运交运当天的天干与年干之关系

凡不及之年，如果初运交运当天的天干与年干是相合关系的，就能构成平气之年，这叫"乾德符"。如己年交初运当天的天干是甲，乙年交初运当天的天干是庚，辛年交初运当天的天干是丙，丁年交初运当天的天干是壬，癸年交初运当天的天干是戊，这种情况都构成了平气之年。因为十干关系中，甲与己合、乙与庚合、丙与辛合、丁与壬合、戊与癸合是既定的相合关系。

4．看初运交运当天交运时刻的天干与年干之关系

这是对不及之年而言，即初运交初运那天，交运时刻的天干与年干是相合关系的，也叫"干德符"，也能构成平气之年。如己年所逢初运交运时刻的天干是甲；乙年所逢初运交运时刻的天干是庚，辛年所逢初运交运时刻的天干是丙；丁年所逢初运交运时刻的天干是壬，癸年所逢初运交运时刻的天干是戊，这些年份也都构成了平气之年，因为这种相逢都是两干相合的关系。

5．看初运交运当天交运时刻的天干与日干或月干之关系

看初运交运那天交运时刻的天干与日干或月干之关系，道理和上

边 3、4 两条一样，因为也形成了"干德符"或"乾德符"关系，所以也可化为平运之年，不过这样的平运年，其气候一般并不平稳，所以后人多不采用。

（三）太过不及平运的气候特征

1. 太过之运

太过之运首先是本气横暴肆虐，次则伤及被克之气。如流衍之纪，岁水太过，则寒气流行，寒司化物，则雨冰雨雪，霜不时降，天地严凝。赫曦之纪，岁火太过，则炎暑流行，收气不行，长气独明，流金烁石。坚成之纪，岁金太过，则燥气流行，收气峻，生气肃杀，苍干凋陨，草木摇落。发生之纪，岁木太过，风气流行，化气不收，生气独治，云雾飞动，草木不宁，甚而摇落。敦阜之纪，岁土太过，雨湿流行，烟埃朦郁，藏气伏，化气独治，泉涌河衍，涸泽生鱼，风雨大至，土崩溃，鳞见于陆。这些都是运气太过所出现的气候状态。岁运太过年份如下。

六甲：甲子、甲寅、甲辰、甲午、甲申、甲戌

六丙：丙子、丙寅、丙辰、丙午、丙申、丙戌

六戊：戊子、戊寅、戊辰、戊午、戊申、戊戌

六庚：庚子、庚寅、庚辰、庚午、庚申、庚戌

六壬：壬子、壬寅、壬辰、壬午、壬申、壬戌

2. 不及之运

不及之运，首先是克我之气十分猖獗，如涸流之纪，岁水不及，长气反用，其化乃速，湿乃大行，暑雨数至。伏明之纪，岁火不及，

寒乃大行，长政不用，物荣而下，凝惨而甚，是谓胜长，长气不宣，藏气反布，收气自政。从革之纪，岁金不及，炎火乃行，生气乃用，长气专胜，庶物以茂，是谓折收，收气乃后，生气乃扬，长化合德。委和之纪，岁木不及，运从金化，燥乃大行，生气失应，草木晚荣，肃杀而甚，则刚木辟着，柔萎苍干。俾监之纪，岁土不及，风乃大行，化气不令，草木飘扬，秀而不实，是谓减化。这些都是运气不及而出现的一种气象状态。岁运不及的年份如下。

六乙：乙丑、乙卯、乙巳、乙未、乙酉、乙亥

六丁：丁丑、丁卯、丁巳、丁未、丁酉、丁亥

六己：己丑、己卯、己巳、己未、己酉、己亥

六辛：辛丑、辛卯、辛巳、辛未、辛酉、辛亥

六癸：癸丑、癸卯、癸巳、癸未、癸酉、癸亥

3. 平运（气）

平气之运，其年的气候都比较稳定，一般不会出现大寒大热或过湿过燥的天气变化。如敷和之纪，木德周行，阳舒阴布，五化宣平，其气端，其性随，其用曲直，其化生荣，其政发散，其候温和，其令风。升明之纪，正阳而治，德施周普，五化均衡，其气高，其性速，其用燔炳，其化繁茂，其政明曜，其候炎暑，其令热。备化之纪，气协天休，德流四政，五化齐修，其气平，其性顺，其用高下，其化丰满，其政安静，其候溽蒸，其令温。审平之纪，收而不争，杀而无犯，五化宣明，其气洁清，其性刚，其用散落，其化坚敛，其政劲肃，其候清切，其令燥。静顺之纪，藏而无害，治而善下，五化咸整，其气明，其性下，其用沃衍，其化凝坚，其政流演，其候凝肃，其令寒。

六、主运客运推步法

主运和客运的推步法（图 4-5）。

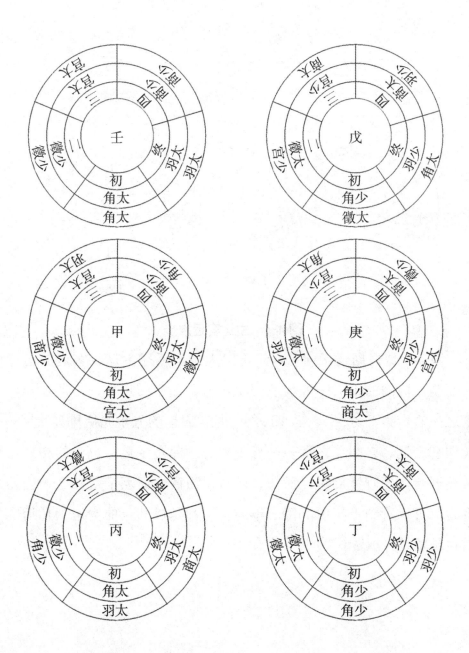

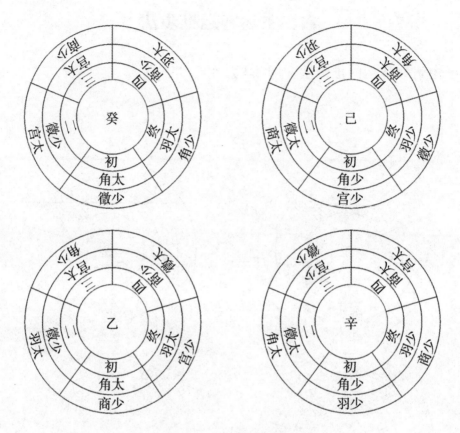

图 4-5　主运客运推步

图 4-5 是根据《素问·六元正纪大论》所述主运、客运的运行模式而制。内圈的十天干各代表一个年份，如甲即甲年、乙即乙年。十干之外的一圈"初、二、三、四、终"是代表运的五步先后排列次序——初即初之运、二即二之运……五步外之一圈是主运，每年的初之运都从角开始，顺时针旋转，而徵、而宫、而商、而羽；最外之一圈乃是客运，可以看到十年中，每一年的初运都是以其年的大运为初运，而后也是顺时针旋转。

七、主运客运交司时刻

主运五步和客运五步，每一步的时间段都是七十三日零五刻，都分司于春、夏、长夏、秋、冬五个季节，各年主客运的交司时间也一定不变。凡申、子、辰、寅、午、戌六阳年的初运，都起于阳时；而巳、酉、丑、亥、卯、未六阴年的初运，都起于阴时，下面是五运交接的具体时间。

1．申子辰年

初之运角　起于大寒日寅时初初刻（凌晨 2 点）

二之运徵　起于春分后十三日寅时正一刻（3 点 14 分）

三之运宫　起于芒种后十日卯时初一刻（4 点 14 分）

四之运商　起于处暑后七日卯时正三刻（5 点 42 分）

五之运羽　起于立冬后四日辰时初四刻（6 点 56 分）

2．巳酉丑年

初之运角　起于大寒日巳时初初刻（8 点）

二之运徵　起于春分后十三日巳时正一刻（9 点 14 分）

三之运宫　起于芒种后十日午时初二刻（10 点 28 分）

四之运商　起于处暑后七日午时正三刻（11 点 42 分）

五之运羽　起于立冬后四日未时初四刻（12 点 56 分）

3．寅午戌年

初之运角　起于大寒日申时初初刻（14 点）

二之运徵　起于春分后十三日申时正一刻（15 点 14 分）

三之运宫　起于芒种后十日酉时初二刻（16 点 28 分）

四之运商　起于处暑后七日酉时正三刻（17 点 42 分）

五之运羽　起于立冬后四日戌时初四刻（18 点 56 分）

4. 亥卯未年

初之运角　起于大寒日亥时初初刻（20 点）

二之运徵　起于春分后十三日亥时正一刻（21 点 14 分）

三之运宫　起于芒种后十日子时初二刻（22 点 28 分）

四之运商　起于处暑后七日子时正三刻（23 点 42 分）

五之运羽　起于立冬后四日丑时初三刻（0 点 56 分）

为了便于记忆，有五运交接时间歌诀见后第 8 章。

第5章 六　气

一、六气的概念

1. 六气就是天气的运动

六气，就是天宇上空风、热、火、湿、燥、寒这六种气象活动状态，六气与五运，是同一物质的两种不同存在形式，《六微旨大论》说："升已而降，降者为天，降已而升，升者为地，天气下降，气流于地，地气升上，气腾于天。"说明了"降者为天、气流于地"的天气，原本就是升上于天空的地气（五运），而"升者为地、气腾于天"的地气，原本就是下降于地的天气（六气），这种大气的垂直运动，使同一种气在不同的位置而分成了五运和六气。故六气与五运的关系，是不可分割的。

2. 六气的实质

风、热、火、湿、燥、寒，其实就是天宇上空六种能量运动的结果，分别代表了六种不同的气象（气候）活动。风，是一种温和之气，具有一种促使万物复苏的激活作用。热，是一种比温和更温暖的气流，具有促进事物苗壮成长的作用。火，是一种比温暖更热烈的气流，具有促使事物迅猛生长的作用。湿，是一种因温热而产生的湿润性气流，具有促使事物化成果实的作用。燥，是一种肃杀凄厉的气流，有清凉和温热的两面性，具有格杀万物的作用。寒，是一种冷凄凛冽温度极低的气流，具有阻止事物生长并杀藏万物的作用。

六气分别主于六时，当其时而来，适其时而去，则称六气，也叫六元；若当至而不至，当去而不去，则为六淫，也叫六邪。所以《素问·五运行大论》说："非其时则邪，当其位则正。"

3. 六气与自然界方位季节及季风的关系

首先，气作为自然界六种能量，分别产生于宇宙不同的方位。风，产生于天宇的北偏西和南偏东；热，产生于天宇的正南和正北；火，产生于天宇的东偏北和西偏南；湿，产生于天宇的南偏西和北偏东；燥，产生于天宇的正西和正东；寒，产生于天宇的西偏北和东偏南。

其次，六气和季节有着密切的关系。温风的启动带来了生意欣欣的春季；温热的升上，催促着春季向夏季的过度；火的热烈，把夏季推入了炎暑时期，湿气渗入，携带了长夏的到来；燥气的来临，使肃杀的秋季不敢怠慢；寒气的侵逼，使严冬雪花纷飞。

最后，就是季风对六气的影响，等海风吹入大陆时，温热的气流协同水湿之气一起弥漫到宇宙中，而等极北的寒流携严寒冰雪之气一路向南时，则寒冷之气也遍及东南西北。

4. 六气的共性也是火与热

六气和五运一样，共性也是火与热。风本为温和，热与火的性质自不用说，湿为热与水所为，燥本因火而成，寒能闭火，寒甚则化热。

六气的内容包括十二支化气、主气、客气、客主加临等几方面。

二、十二支化六气

关于十二支化六气，是古人根据对自然界气候运动变化观察总结出来的，十二地支本身的二五属性和六气产生的方位是一致的。所以，古人就认为六气是十二地支在相互配合中产生出的六种气象现象。

十二支化六气，与十二支本身所具有的五行属性有所不同。十二支的五行属性已经在前面讲过，即亥、子属水，寅卯属木，巳午属火，辰、戌、丑、未属土，申，酉属金。而十二支化气则与此有着很大的区别，《素问·五运行大论》说："子午之上，少阴主之。丑未之上，太阴主之。寅申之上，少阳主之。卯酉之上，阳明主之。辰戌之上，太阳主之。巳亥之上，厥阴主之。"

以上引文中"子午之上、丑未之上"的"上"，是指天气，也就是天宇上空的气候变化，那么，所谓的少阴、太阴、少阳、太阳、阳明、厥阴又是什么样的气候变化呢？《素问·天元纪大论》回答了这个问题，"厥阴之上，风气主之。少阴之上，热气主之。太阴之上，湿气主之。少阳之上，相火主之。阳明之上，燥气主之。太阳之上，寒气主之"。这是古人在对天象观察后的经验总结。

古人在对天象的观察中发现，逢着子年和午年，天宇上空的气候变化是由少阴君火来主宰，天气以热为特点。逢着丑年和未年，天宇上空的气候变化是由太阴湿土来主宰，气候以湿为特点。逢着寅年和申年，自天宇上空的气候变化是由少阳相火来主宰，气候以炎热为特点。逢着卯年和酉年，天宇上空的气候变化是由阳明燥金来主宰，气候以清燥为特点。逢着辰年和戌年，天宇上空的气候变化是由太阳寒水来主宰，气候以寒冷为特点。逢着巳年和亥年，天宇上空的气候变化是由厥阴风木来主宰，气候以温暖为特点。这就告诉我们，凡子年、午年的气候变化是以热为特征；凡丑年、未年的气候变化是以湿为特征；凡寅年、申年的气候变化是以火为特征；凡卯年、酉年的气候变化是以燥为特征；凡辰年、戌年的气候变化是以寒为特征；凡巳年、亥年的气候变化是以风为特征。

为什么十二支会化出与自己原来属性完全不同的六气呢？这和十干化五运一样，也是因为十二支在天体上分布方位的不同和五行相生关系，以致"动静相召，上下相临，阴阳相错，而变由生也"。《素问·天元纪大论》把这种化生关系叫作"临御之化"。唐代王冰对"临御之化"解释为"正对之化"，也就是正化和对化。

临，是主令者，有以上临下的意思，御，是服从者，是从主而变的意思。临就是正化，因为地支所在方位或者地支按五行相生的结果，都能符合该支原来的五行属性，故谓之正化；而御则是对化，因为不管你地支的原来属性是什么，只要你正好居于正化的对面与正化者相对冲，那你就必须得服从正化，从正化者的性质而化之，所以叫对化（图5-1）。

从图5-1可见，子与午相对。所化都是少阴君火，这是由于午所在的方位是正南，在月建是仲夏五月，南和五月皆属火，而午本身也属火，三位同气为火，所以午便为少阴君火之正化；而子所在的方位是正北，在月建是仲冬十一月，北和十一月皆属水，子本身也属水，虽三位也是同气一脉而为水，但其与午相对，居午之下，故必须服从于午的正化而对化为君火。

丑与未相对，所化都是太阴湿土。这是由于未所在的方位是西南，在月建是长夏六月，西南和六月皆属土，未本身也属土，三位同气为土，所以未便为太阴湿土之正化；而丑所在的方位是东北，在月建是季冬十二月，与土无关，但其与未相对，居未之下，幸好丑自己也属土，故必须服从于未的正化而对化为湿土。

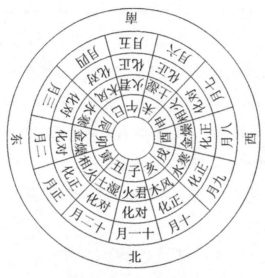

图 5-1　六气正化对化

寅与申相对，所化都是少阳相火。这是由于寅所在的方位是东北，在月建是孟春正月，寅本身属木，三者同气为木，而木能生火为火之母，所以寅便为少阳相火之正化；而申所在的方位是西南，在月建是孟秋七月，申本身属金，与火何缘？但其与寅相对，居寅之下，故必须服从于寅的正化而对化为相火。

卯与酉相对，所化都是阳明燥金。这是由于酉所在的方位是正西，在月建是仲秋八月，酉本身也属金，三位同气为金，所以酉便为阳明燥金之正化；而卯所在的方位是正东，在月建是仲春二月，卯本身属木，虽三位也是同气一脉而为木，但其与酉相对，居酉之下，且受金之克，故必须服从于酉的正化而对化为燥金。

辰与戌相对，所化都是太阳寒水。这是由于戌所在的方位是西北，在月建是季秋九月，戌本身属土，乍看三者都与水无关，但西北是金之所在，九月是金旺之时，金能生水为水之母，所以戌便为太阳寒水之正化；而辰所在的方位是东南，在月建是季春三月，辰本身也属土，与水何干？但其与戌相对，居戌之下，故必须服从于戌的正化而对化为太阳寒水。

巳与亥相对，所化都是厥阴风木。这是由于亥所在的方位是西偏北，在月建是孟冬十月，西北与十月都是旺水，而亥本身也属水，三位皆水，水能生木为木之母，所以亥便为厥阴风木之正化；而巳所在的方位是东南，在月建是孟夏四月，巳本身属火，与木无缘，但其与亥相对，居亥之下，故必须服从于亥的正化而对化为厥阴风木。

> ### 十二支化六气歌
>
> 子午少阴君火天，丑未太阴湿土连。
> 寅申少阳化相火，卯酉阳明燥金见。
> 辰戌太阳是寒水，巳亥厥阴风木断。
> 正化对化格物理，天地只在一掌间。

三、主　气

主气，和主运一样，是分主于一年中六个阶段的一定不移之气。古人认为，天主动而地主静，所以也把主气叫地气，其具体名称是厥阴风木之气、少阴君火之气、少阳相火之气、太阴湿土之气、阳明燥金之气、太阳寒水之气。

主气有四个特点：一是主气的排列方式是按五行相生顺序，即水生木、木生火等顺序而排列的；二是每年都始于厥阴风木而终于太阳寒水，即初之气是厥阴风木，二之气是少阴君火，三之气是少阳相火，四之气是太阴湿土，五之气是阳明燥金，终（六）之气是太阳寒水；三是初之气总是从每年的十二月大寒日开始；四是主气共分六步，每一步的时间段都是六十日零八十七刻半（图 5-2）。

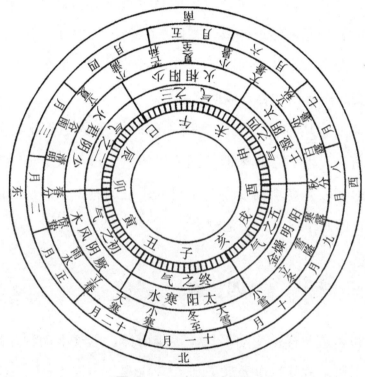

图 5-2　六气主时节气

图 5-2 最内一圈所标为十二地支，代表天宇上空阴阳气所在所生的方位。地支往外的一圈是六气的六步。

六步之外那一圈所标是六气各步的名称。

六气名称之外那一圈是二十四节气的排列与分布。

二十四节外那一圈是一年的十二个月。十二月之外那一圈，是天象的经纬线，子午为经，卯酉为纬。这样我们就可以看到，每一年的初之气都是从十二月大寒日开始，经过春分、雨水、惊蛰，至二月春分前夕交于二之气少阴君火；从春分经过清明、谷雨、立夏，至四月中小满前夕交与三之气少阳相火；从四月小满起，经过芒种、夏至、小暑，至六月中的大暑前夕而交与四之气太阴湿土；从六月大暑起，经过立秋、处暑、白露，至八月中的秋分前夕交与五之气阳明燥金；从八月中的秋分起，经过寒露、霜降、立冬，至十月中的小雪前夕交与终之气太阳寒水；从十月中小雪起，经过大雪、冬至、小寒至大寒前夕，再交与来年的初之气厥阴风木。

这里需要说明的是，三之气所主的时间段是夏至前后各三十日四十三刻有奇，前后合起来即前面所讲的六十日零八十七刻半，终之气所主的时间段是冬至前后各三十日四十三刻有奇，前后合起来正好是前面所讲的六十日零八十七刻半。

四、客　气

客气和客运一样，变动不居，逐年而异。主气不动称作地气，而客气变动不居，故就称作天气了。

1. 客气的特点

（1）客气也分为六步推移，每一步的时间段是六十日零八十七刻。

（2）客气六步的排列次序和主气六步的排列次序大不相同，我们已经知道主气是按五行相生次序始于厥阴风木而终于太阳寒水；而客气则是根据先阴后阳、先少后多的次序来排列的，即先一阴厥阴、二阴少阴、三阴太阴，后一阳少阳、二阳阳明、三阳太阳（图 5-3）。

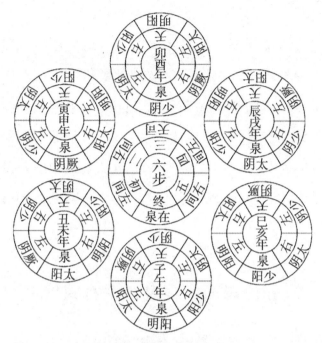

图 5-3　客气六步运行

（3）客气六步各有其特定的名称，即初之气叫在泉左间，二之气叫司天右间，三之气叫司天，四之气叫司天左间，五之气叫在泉右间，六之气为终之气叫在泉，此即司天在泉左右四间气。

（4）凡客气的初之气，不管是什么年，都是从司天的前二位即在泉的左间起步，而后而二、而三、而四、而五、而终之气向右顺时针退步。

2．客气六步运行

（1）中间的圆图是客气六步定位图，图内的初为初之气、二为二之气、三为三之气、四为四之气、五为五之气、终为终之气；其中司天之气居于上位当三之气，在泉之气居于下位当终之气，司天右间位当二之气，司天左间位当四之气。在泉左间位当初之气，在泉右间位当五之气。

（2）外周的六个圆图，是各年份的客气运行图，各年份客气六步运行的步骤，均参照中间圆图以定位，如子午年少阴在上即是少阴司天，阳明在下即是阳明在泉，在泉的左间是太阳则太阳就是子午年的初之气，顺时针往右是司天的右间，司天右间是厥阴则厥阴就是二之气，司天的少阴就是三之气，司天的左间是太阴则太阴就是四之气，在泉的右间是少阳则少阳就是五之气，在泉的阳明就是终之气，其他各年照此类推。

五、司天、在泉、左右间气

司天、在泉、左右间气是运气学说专用术语，也是客气六步的特定名称。司天之气在上，主宰上半年的气象活动与变化，方位在南方；在泉之气在下，主宰下半年的气象活动与变化，方位在北方。间隔于司天和在泉之间的叫间气，位于司天左侧的气叫司天左间气，位于司天右侧的气叫作司天右间气，位于在泉左间的气叫作在泉左间气，位于在泉右间的气叫作在泉右间气。

司天与在泉是相对应的，司天左间与在泉左间、司天右间与在泉右间也是两两相对的。这种排列方式一定不变，各年皆同。这就是《素问·六微旨大论》所说的"上下有位，左右有纪"。从这种排列中我们可以看到，司天、在泉、左右四间气的相互对应恰好是一阴对一阳，二阴对二阳，三阴对三阳，阴阳多少有序不乱。

司天在泉左右四间气，每气一步，每步的时间段都是六十日零八十七刻半。这六气的六步分别代表着六种不同的气象活动和气候特征，《素问·至真要大论》说："六气分治，司天气者，其至何如？曰：厥阴司天其化以风，少阴司天其化以热，太阴司天其化以湿，少阳司天其化以火，阳明司天其化以燥，太阳司天其化以寒。地化奈何？曰：司天同候，间气皆然。"

这段经文说的就是，不管是司天、在泉，还是左右四间气，只要值少阴那就是热、值厥阴就是风（温）、值太阴就是湿、值少阳就是火、值阳明就是燥、值太阳就是寒的气象活动都是一样的。

司天在泉与左右四间气所不同的地方是，四间气各主一步，即各主六十日零八十七刻半，而司天和在泉不仅各主自己的六十日零八十七刻半，而且还统管全年的每一步，司天主要管的是上半年，即初、二、三之气，在泉主要管的是下半年，即四、五、六之气。

这里还应该注意的是，看上半年气候变化时，还须结合下半年在泉之气统看；而看下半年气候变化时，则只看在泉之气，就不看司天之气了，因为上半年的司天之气已经过去了。

另外还要知道，六气是不停地运转的（逆时针），并且逐年在更换着自己的位置，今年的司天之气到明年就成了司天的右间气，而今年的司天左间气到明年就成了司天之气，今年的在泉右间气到明年就成了司天左间气，今年的在泉之气到明年就成了在泉右间气，今年的在泉左间气到明年就成了在泉之气，今年的司天右间气到明年就成了在泉左间气（图5-4）。

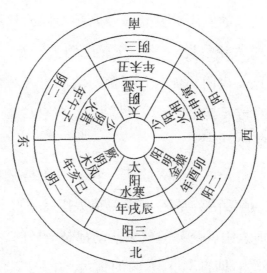

图 5-4　六气变换互为司天在泉左右间气

六、南政与北政

一切事物的运动与变化，都要受到能量的支配，运气（气象与气候）的运动与变化也是如此。古人认为，自然界的能量是阴与阳相互作用的结果，其中起主导作用的则是阳——日光。所以《素问·生气通天论》说："夫自古通天者生之本，本于阴阳。"又说："阳气者，若天与日，失其所则折寿而不彰，故天运当以日光明。"运气之讲南政北政，其实就是在求证支配运气运动变化的能量——阳气（日光）在天体的何处，日光所在之处便为主政之处，日光在天体之南，便是南政，日光在天体之北，那就是北政了。

天体的南北，是以黄道的南纬和北纬来区划的。黄道的南纬，起于寿星辰宫，止于娵訾亥宫，是为天体之南；黄道的北纬，起于降娄戌宫，止于鹑尾巳宫，是为天体之北。

根据前面所讲的地支十二宫在天体上所居的方位，则亥子丑寅卯辰六宫均在天体之北，等日光移位到这六宫的任何一宫时，便就都是北政了。

而巳午未申酉戌六宫均在天体之南，等日光移位到这六宫的任何一宫时，便都就是南政了。

天体上的十二宫与纪年的十二支是同气相应的，日光所到之宫，就是地支所纪之年。

日光到亥宫就是纪年之亥年，日光到子宫就是纪年之子年……反过来讲，也就是等逢亥年、子年、丑年、寅年、卯年、辰年时，日光就在亥宫、子宫、丑宫、寅宫、卯宫、辰宫，那么这六年就是北政主事；等逢上巳年、午年、未年、申年、酉年、戌年时，日光就在巳宫、午宫、未宫、申宫、酉宫、戌宫，那么这六年就是南政主事。所谓"政"，就是司天在泉主令的意思（图 5-5）。

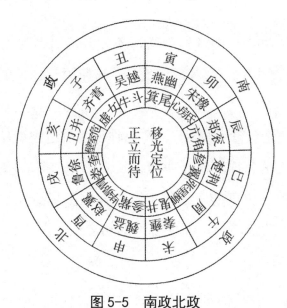

图 5-5 南政北政

弄清了什么是南政，什么是北政，就知道了日光是在司天还是在在泉了。日光哪里，哪里就是支配与操纵运气的能源所在，这种能源既能支配与操纵运气的变化，当然也就会影响到人的生命活动。其对人体的影响首先是少阴心肾，因为心为君主之官，主全身血脉之运行，总司人体的生命活动；肾为先天之本，是支配人体生命活动的原始能源；人体一身之气原于少阴而见于脉搏，所以根据南政、北政诊察少阴的脉搏，便可知道一个人的健康状况了。

一般来讲，"阳道常实，阴道常虚"，所以，不管少阴司天还是少阴在泉，其脉搏都应该是"不应"，即沉静细伏，不鼓于指，才是正常的脉搏。

司天、在泉在诊脉部位上因南政、北政而不同，南政之年司天在寸部，在泉在尺部；北政之年则司天在尺部，而在泉在寸部。

七、客主加临

主气是一年中主时的常气，居恒不变，而客气则是非时之气，动变不居，二者虽不相同，却耳鬓厮磨，不离斯须，上下交媾，互相影响。主气不动如地气，客气恒动如天气，主气不动而客气来访（应天之气动而不息，应地之气静而守位），客气临于主气之上就叫作客主加临。

那么，客气是怎样加临于主气的呢？客气加临于主气的方式，是先把司天之气置于主气的三之气上，再按阴阳多少先后次序从司天倒排上去，到司天的前二位，即使客气的初之气（图5-6）。

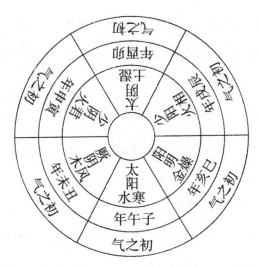

图5-6　逐年客气初气

从图5-6中可见，子午二年，客气的初之气是太阳寒水；丑未二年，客气的初之气是厥阴风木；寅申二年，客气的初之气是少阴君火；卯酉二年，客气的初之气是太阴湿土；辰戌二年，客气的初之气是少阳相火；巳亥二年，客气的初之气是阳明燥金。

知道了逐年客气的司天之气和初之气，我们就可以进行客主加临了。即把司天之气加于主气的三之气上，把客气的初之气加于主气的初之气上。然后，依次顺时针往下加二之气（三之气）、四之气、五之气、终之气。现将逐年的客主加临排列于下。

子午年的司天客气是少阴君火，把少阴君火加于主气的三之气上，那就是：初之气的主气是厥阴风木，客气是太阳寒水；二之气的主气是少阴君火，客气是厥阴风木；三之气的主气是少阳相火，客气是少阴君火；四之气的主气是太阴湿土，客气也是太阴湿土；五之气的主气是阳明燥金，客气是少阳相火；终之气的主气是太阳寒水，客气是阳明燥金。

丑未年的司天客气是太阴湿土，把太阴湿土加于主气的三之气上，那就是：初之气的主气是厥阴风木，客气也是厥阴风木；二之气的主气是少阴君火，客气也是少阴君火；三之气的主气是少阳相火，客气则是太阴湿土；四之气的主气是太阴湿土，客气是少阳相火；五之气的主气是阳明燥金，客气也是阳明燥金；终之气的主气是太阳寒水，客气也是太阳寒水。

寅申年的司天客气是少阳相火，把少阳相火加于主气的三之气上，那就是：初之气的主气是厥阴风木，客气是少阴君火；二之气的主气是少阴君火，客气是太阴湿土；三之气的主气是少阳相火，客气也是少阳相火；四之气的主气是太阴湿土，客气是阳明燥金；五之气的主气是阳明燥金，客气是太阳寒水；终之气的主气是太阳寒水，客气是厥阴风木。

卯酉年的司天客气是阳明燥金，把阳明燥金加于主气的三之气上，那就是：初之气的主气是厥阴风木，客气是太阴湿土；二之气的主气是少阴君火，客气是少阳相火；三之气的主气是少阳相火，客气是阳明燥金；四之气的主气是太阴湿土，客气是太阳寒水；五之气的主气是阳明燥金，客气是厥阴风木；终之气的主气是太阳寒水，客气是少阴君火。

辰戌年的司天客气是太阳寒水，把太阳寒水加于主气的三之气上，那就是：初之气的主气是厥阴风木，客气是少阳相火；二之气的主气是少阴君火，客气是阳明燥金；三之气的主气是少阳相火，客气是太阳寒水；四之气的主气是太阴湿土，客气是厥阴风木；五之气的主气是阳明燥金，客气是少阴君火；终之气的主气是太阳寒水，客气是太阴湿土。

巳亥年的司天客气是厥阴风木,把厥阴风木加于主气的三之气上,那就是:初之气的主气是厥阴风木,客气是阳明燥金;二之气的主气是少阴君火,客气是太阳寒水;三之气的主气是少阳相火,客气是厥阴风木;四之气的主气是太阴湿土,客气是少阴君火;五之气的主气是阳明燥金,客气是太阴湿土;终之气的主气是太阳寒水,客气是少阳相火(图5-7)。

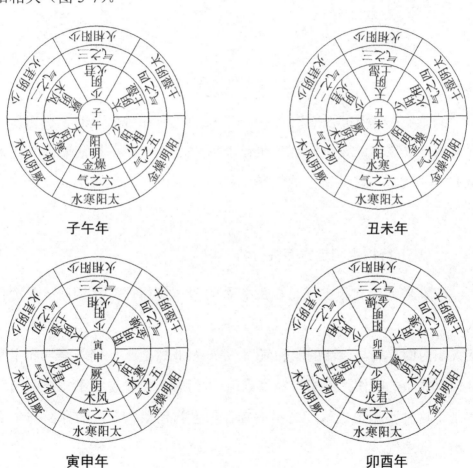

子午年　　　　　　　　丑未年

寅申年　　　　　　　　卯酉年

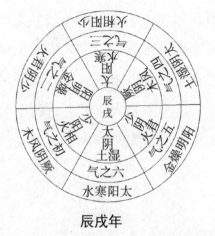

辰戌年

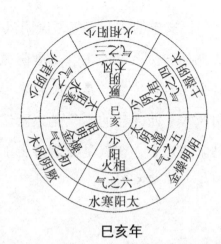

巳亥年

图5-7　逐年六气客主加临

以上是各个年份客主加临的模式。经过这种错综复杂的客主加临，则主气已非原来之主气，客气也已非原来之客气了，其结果将会产生出另一种气来。这种新生的气是正常还是不正常，我们要从两个方面去分析。

1. 从五行相生相克方面去分析

一般来讲客气和主气是相生关系的叫作"相得"，《素问·五运行大论》说"气相得则和"，就是说这种相得之气，是适宜于各种生物包括人在内的存在与生活的"和气"，是一种正常之气；倘若客气和主气是相克关系的叫作"不相得"，《素问·五运行大论》说"不相得则病"，就是说这种不相得之气，是不适宜各种生物包括人在内的存在与生活的不正常之气。

比如子午年初之气的主气是厥阴风木，客气是太阳寒水，水生木，客气生主气，则为相得之和气。二之气的主气是少阴君火，客气是厥阴风木，木生火客气生主气，也是相得之和气。三之气的主气是少阳相火，客气是少阴君火，君相皆火，烈焰腾空，触物即焦，恐有亢厉之害。四之气的主气是太阴湿土，客气也是太阴湿土，主客皆湿，沆瀣一气，需防雨湿滂沱之灾。五之气的主气是阳明燥金，客气是少阳相火，火克金，客气克主气，以相克为不相得来分析则应为不相得之气，但这却不作不相得看，反而要作相得来论，是为相得之和气。为什么呢？因为《素问·至真要大论》说"主胜逆，客胜从"（其理见后），客气克胜于主气为从，所以就为和气了。终之气的主气是太阳寒水，客气是阳明燥金，金生水，客气生主气，是为相得之和气。

2．从主客之间的胜负方面去分析

前面提到《素问·至真要大论》所讲的"主胜逆，客胜从"，什么叫"主胜逆，客胜从"呢？所谓"主胜逆"，就是说主气如果胜于客气，那就是逆气，是不适宜生物生存的乖戾之气即不相得之气。

如卯酉年的初之气是主气厥阴风木克客气太阴湿土；二之气主气是少阴君火，客气是少阳相火相助不克；三之气是主气少阳相火克客气阳明燥金；四之气是主气太阴湿土克客气太阳寒水；五之气是主气阳明燥金克客气厥阴风木；终之气是主气太阳寒水克客气少阴君火。

再如，辰戌年的二之气是主气少阴君火克客气阳明燥金。

巳亥年的终之气是主气太阳寒水克客气少阳相火。

这些都是主气胜于客气的逆气。所谓"客胜从"，就是说客气胜于主气，那就是从气，从气就是相得之气，是适宜生物生存的和顺之气。

如子午年的五之气是客气少阳相火克主气阳明燥金；辰戌年的三之气是客气太阳寒水克主气少阳相火，四之气是客气厥阴风木克主气太阴湿土，五之气是客气少阴君火克主气阳明燥金，终之气是客气太阴湿土克主气太阳寒水；巳亥年的初之气是客气阳明燥金克主气厥阴风木，二之气是客气太阳寒水克主气少阴君火。这些都是客气胜于主气的从气，也即相得之气。

八、六气交司时间

关于六气的交司时间，《素问·六微旨大论》有具体论述兹附录于下。

"愿闻其步何如？岐伯曰：所谓步者，六十度而有奇，故二十四步积盈百刻而成日也。

帝曰：六气应五行之变何如？岐伯曰：位有终始，气有初中，上下不同，求之亦异也。

帝曰：求之奈何？岐伯曰：天气始于甲，地气始于子，子甲相合，命曰岁立，谨候其时，气可与期。

帝曰：愿闻其岁，六气始终，早晏何如？岐伯曰：明乎哉问也。甲子之岁，初之气，天数始于水下一刻，终于八十七刻半；二之气，始于八十七刻六分，终于七十五刻；三之气，始于七十六刻，终于六十二刻半；四之气，始于六十二刻六分，终于五十刻；五之气，始于五十一刻，终于三十七刻半；六之气，始于三十七刻六分，终于二十五刻。所谓初六，天之数也。

乙丑之岁，初之气，天数始于二十六刻，终于一十二刻半；二之气，始于一十二刻六分，终于水下百刻；三之气，始于一刻，终于八十七刻半；四之气，始于八十七刻六分，终于七十五刻；五之气，始于七十六刻，终于六十二刻半；六之气，始于六十二刻六分，终于五十刻。所谓六二，天之数也。

丙寅之岁，初之气，天数始于五十一刻，终于三十七刻半；二之气，始于三十七刻六分，终于二十五刻；三之气，始于二十六刻，终于一十二刻半；四之气，始于一十二刻六分，终于水下百刻；五之气，始于一刻，终于八十七刻半；六之气，始于八十七刻六分，终于七十五刻；所谓六三，天之数也。

丁卯岁，初之气，天数始于七十六刻，终于六十二刻半；二之气，始于六十二刻六分，终于五十刻；三之气，始于五十一刻，终于三十七刻半；四之气，始于三十七刻六分，终于二十五刻；五之气，始于二十六刻，终于一十二刻半；六之气，始于一十二刻六分，终于水下百刻。所谓六四，天之数也。次辰戌岁，初之气，复始于一刻，常如是无已，周而复始。

帝曰：愿闻其岁候何如？岐伯曰：悉乎哉问也，日行一周，天气始于一刻，日行再周，天气始于二十六刻，日行三周，天气始于五十一刻，日行四周，天气始于七十六刻，日行五周，天气复始于一刻，所谓一纪也。是故寅、午、戌岁气会同，卯、未、亥岁气会同，辰、申、子岁气会同，巳、酉、丑岁气会同，终而复始。"

根据经文所讲，笔者在第 8 章运气交司表前，把六气交司时刻编成了一首歌诀，以便记忆，读者可参考第 8 章。

第6章 运气之化

首先要知道，我们每时每刻所面临的"气候"，其实就是运与气发生变化后的混合体。前面讲过，自然界大气运动的主要形式，是上下垂直运动和由此而产生的东南西北之间的平流运动。"升已而降，降者为天；降已而升，升者为地。天气下降，气流于地，地气升上，气腾于天。"这里所讲的"升"与"降"，就是大气的垂直运动，也就是运与气的运动。

在运与气的运动中，升已而降的天气（六气），原本就是运行于地中的地气（五运），而降已而升的地气（五运），原本则是运行于天宇的天气（六气）。地气、天气，在升降过程中互相碰撞而产生了大气的平流运动，平流运动的处所与空间，叫"气交之分"。

《六微旨大论》说："气交之中，人之居也"，"气交之分，人气从之，万物由之。"这就是说，"气交之分"是人类与万物居住生存的处所。而运与气的这种平流运动，也就在"气交之分"产生了运气之化。运气之化，大致会出现三种情况，即运气同化、运气从化和运气异化，这三种情况，都会直接影响到人与万物的生长壮老已。

一、运气同化

运气同化，是指其年性质相同的运和气相遇后所发生的变化。

104

在一个甲子周期中，运和气相互之间共有二十四年的同化关系。这二十四年同化关系中，有运太过者、有运不及者、有同天化者、有同地化者。《素问·六元正纪大论》说："太过而同天化者三，不及而同天化者亦三；太过而同地化者三，不及而同地化者亦三。"

所谓"太过而同天化者三"，就是太过的运与司天之气在属性上相同的三组年份，即戊子、戊午太徵运，上临少阴司天；戊寅、戊申太徵运，上临少阳司天；丙辰、丙戌太羽运，上临太阳司天。所谓"不及而同天化亦三"，就是不及的运与司天之气在属性上相同的三组年份，即丁巳、丁亥少角运，上临厥阴司天；乙酉、乙卯少商运，上临阳明司天；己丑、己未少宫运，上临太阴司天。

所谓"太过而同地化者三"，就是太过的运与在泉之气在属性上相同的三组年份，即甲辰、甲戌太宫运，下加太阴在泉；壬寅、壬申太角运，下加厥阴在泉；庚子、庚午太商运，下加阳明在泉。所谓"不及而同地化者三"，就是不及的运而与在泉之气在属性上相同的三组年份，即癸巳、癸亥少徵运，下加少阳在泉；辛丑、辛未少羽运，下加太阳在泉；癸卯、癸酉少徵运，下加少阴在泉。

这些同化关系分别称作天符、岁会、同天符、同岁会和太乙天符。

（一）天符

中运（大运）之气与司天之气在五行的性质上相同或者相符合，因而同化的这种关系叫作"天符"（图 6-1）。

根据《素问·六微旨大论》所载，甲子一周中属于天符的年份共有十二年，即丙辰年、丙戌年、丁巳年、丁亥年、戊子年、戊午年、己丑年、己未年、戊寅年、戊申年、乙卯年、乙酉年。

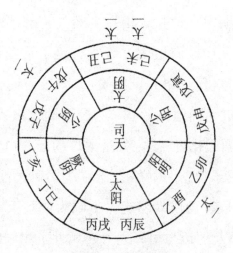

图 6-1 天符图

"丙辰、丙戌太羽上临太阳"，丙辰、丙戌二年，大运是太过之水运，司天之气是太阳寒水，运和气都是水，所以同化而为天符。"戊子、戊午太徵上临少阴"，戊子、戊午二年，大运是太过之火运，司天之气是少阴君火，运和气都是火，所以同化为天符。"戊寅、戊申太徵上临少阳"，戊寅、戊申二年，大运是太过之火运，司天之气是少阳相火，运和气都是火，所以同化为天符。此六年即《六元正纪大论》之"太过而同天化者三"。"丁巳、丁亥少角上临厥阴"，丁巳、丁亥二年，大运是不及之木运，司天之气是厥阴风木，运和气都是木，所以同化而为天符。"己丑、己未少宫上临太阴"，己丑、己未二年，大运是不及之土运，司天之气是太阴湿土，运和气都是土，所以同化为天符。"乙卯、乙酉少商上临阳明，乙卯、乙酉二年，大运是不及之金运，司天之气是阳明燥金，运和气都是金，所以同化为天符。此六年即《六元正纪大论》之"不及而同天化者三"。

（二）岁会

大运和值年年支之气相同的年份叫作"岁会"，也叫作"岁值"。

如"木运临卯，火运临午，土运临四季，金运临酉，水运临子"（《素问·六微旨大论》）。在一个甲子周期中，属于岁会者共有八年，即丙子年、己丑年、甲辰年、戊午年、己未年、丁卯年、乙酉年、甲戌年。

甲辰、甲戌、己丑、己未四年大运都是土，这四年的值年地支辰、戌、丑、未也都属于土，运与气相同，所以这四年都是岁会之年；丙子年大运是水，值年的地支子也属水，运与气相同，所以为岁会之年；丁卯年大运是木，值年的地支卯也属木，运与气相同，所以为岁会之年；戊午年大运是火，值年的地支也属火，运与气相同，所以为岁会之年；乙酉年的大运是金，值年的地支也属金，运与气相同，所以为岁会之年。

这四年的年支子、午、卯、酉又位当东西南北四正，经纬相对而各自与运相合，所以《内经》又称之为"四直承岁"。

另外，还有壬寅年、庚申年、癸巳年、辛亥年这四年，也与运气同化相类似，因其值年的四支不当四方正位，所以不叫岁会，而可称之为类岁会（图 6-2）。

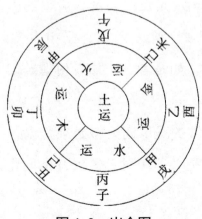

图 6-2　岁会图

（三）同天符

同天符，是指太过的大运和在泉之气在五行性质上相同，因而同化的年份。因为这些年份的运和在泉之气的同化，与运和司天之气的同化在气象变化上几乎一样，所以叫他为同天符。

同天符的年份在一个甲子周期中共有六年，即甲辰年、甲戌年、壬寅年、壬申年、庚子年、庚午年。

甲辰、甲戌二年的大运是太过之太宫土运，在泉之气是太阳湿土，虽然在上之运是下加于在泉之上而不是上临司天之气，但两者也都是土，也都发生了同化为土的关系，所以就把他叫作同天符。

壬寅、壬申二年的大运是太过之太角木运，在泉之气是厥阴风木，虽然在上之运是下加于在泉之上而不是上临司天之气，但两者也都是木，也都发生了同化为木的关系，所以就把他叫作同天符。

庚子、庚午二年的大运是太过之太商金运，在泉之气是阳明燥金，虽然在上之运是下加于在泉之上而不是上临司天之气，但两者也都是金，也都发生了同化为金的关系，所以就把他叫作同天符。

以上就是《素问·六元正纪大论》所说的"太过而同地化者三，甲辰、甲戌太宫，下加太阴；壬寅、壬申太角，下加厥阴；庚子、庚午太商，下加阳明，如是者三。加者何谓？曰：太过而加同天符"（图6-3）。

同天符和天符不同的是：同天符必须是太过的大运和在泉之气发生同化；而天符则一是必须和司天之气发生同化，二是不存在大运的太过或不及问题。

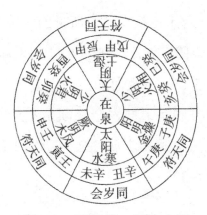

图 6-3　同天符、同岁会图

（四）同岁会

同岁会，是指不及的大运和在泉之气性质相同因而同化的年份。因这些年份的运和在泉之气的同化，与大运和司天之气的同化在气象变化上似乎一样，所以叫他为同岁会。

同岁会的年份在一个甲子周期中共有六年，即辛丑年、辛未年、癸卯年、癸酉年、癸巳年、癸亥年。

辛丑、辛未二年，大运是不及的少羽水运，丑、未年在泉之气都是太阳寒水，这二年的运和在泉气都是水，于是就同化为水气了。由于这种同化为水的关系与大运和年支同化为水的岁会相似，所以就又叫他为同岁会。

癸巳、癸亥、癸卯、癸酉四年，大运都是不及的少徵火运，巳年、亥年的在泉之气都是少阳相火，卯年、酉年的在泉之气都是少阴君火，这四年的运和在泉之气都是火（君火相火同为火气），于是就同化为火气了。这种同化为火的关系与大运和年支同化为火的岁会相似，所以也把这四年叫作同岁会。

以上就是《素问·六元正纪大论》所说的"不及而同地化者三，癸巳、癸亥少徵，下加少阳；辛丑、辛未少羽，下加太阳；癸酉、癸卯少徵，下加少阴；如是者三。不及而加，同岁会也"。

同岁会和岁会的不同是：同岁会必须是不及的大运和在泉之气发生同化；而岁会则是大运和年支属性之气所发生的同化，并且不存在运之太过或不及（图6-3）。

（五）太乙天符

太乙天符，就是哪个年份既是天符之年，又是岁会之年，而且司天之气、大运和岁支之气都合在了一起，这样的年份就叫作太乙天符年。

太乙天符的年份，在一个甲子周期中共有四年，即戊午年、乙酉年、己丑年、己未年。

戊午年的大运是太徵火，司天之气是少阴君火，年支午又居正南属火，三火相通，所以这一年就是太乙天符年。

乙酉年的大运是少商金，司天之气是阳明燥金，年支酉又居正西属金，三金相通，所以这一年就是太乙天符年。

己丑年的大运是少宫土，司天之气是太阴湿土，年支丑本身又属于土，三土相通，所以这一年就是太乙天符年。

己未年的大运也是少宫土，司天之气也是太阴湿土，年支未本身又属土，三土相通，所以这一年就是太乙天符年。

以上就是《素问·天元纪大论》所说的"三合为治"。治，就是太平的意思。

"天符"之岁十二年，"岁会"之岁八年，"同天符"之岁六年，"同岁会"之年六年，"太乙天符"之岁四年，总计共为三十六年。但其中有些年份是重复的，如"太乙天符"的四年既见于"天符"的十二年中，又见于"岁会"的八年中；"同岁会"的甲辰、甲戌二年，又见于"天符"年中；如果除去这十个重复的年份，实际上同化的年份应是二十六年。

　　同化的年份，并不一定就是气候最正常的年份，相反，倒是最容易产生灾害性气候的年份。因为以火助火、以寒助寒、以风助风、以燥助燥、以湿助湿，未免有太盛太过之虞，一旦气候暴变，将会对自然界的各种生物（包括人）造成极大伤害。所以《素问·六微旨大论》说："天符为执法，岁会为行令，太乙天符为贵人……中执法者其病速而危，中行令者其病徐而持，中贵人者其病暴而死。"

二、运气从化

　　运气从化发生在五运不及之年。运气从化，也叫运气兼化，所谓兼化，即兼并之意，即从强者而化的意思。运气从化的前提是运不及，运在不及的时候会出现两种从化情况，一是从所不胜而化，一是从所胜而化。

（一）从所不胜而化

　　不及的运，遇上了所不胜的气，即克自己的气，就会从克气而化。这是因为自己的力量本来就太小太弱，又如何能与克自己的气相抗衡呢？所以就不得从他而化了。比如辛丑年，大运是不及的水运，而司天之气却是太阴湿土之气，土本克水，现在水又弱小无力，于是便只能从土而化，那么辛丑年的气候就要以湿为主旋律了。在甲子周期中，从所不胜而化的年份有辛丑、辛未、己巳、己亥、丁卯、丁酉，共六年。

（二）从所胜而化

不及的运，遇上了所胜之气，即被自己所克的气，按理被自己所克的气应该从自己而化，但因为自己力量弱小，根本克不了人家，人家反而凌侮于自己，于是便只有从所胜而化了。比如丁未年，运为木，气为土，木本克土，土应从木而化，但因木属不及，势力弱小，土气反而凌侮于木，所以运便从土而化，所以丁未年的气候也应是以湿为主旋律了。在甲子周期中，从所胜而化的年份有丁丑、丁未、乙巳、乙亥、癸卯、癸酉，共六年。

三、运气异化

运气异化现象，发生在五运太过之年。主要是看运和气之间，谁生谁，谁克谁来决定从化关系。运气异化的前提是运太过，运气异化有两种情况：一是气从运化；一是运从气化。

（一）气从运化

气从运化，是因为运来生气或运去克气，所以气就要从运而化。比如，庚辰年是大运庚金生司天之气太阳寒水，属于运盛以扶气，则司天寒水之气就要从庚金运而化，其年的气候是以清燥为主旋律。再如甲辰年，是大运甲土克司天之气太阳寒水，属于运盛而克气，所以司天寒水之气就要从甲土而化，其年的气候是以湿土为主旋律。司天之气从运而化的年份共有十二年，其中运生气的年份六年，即庚辰、庚戌、壬子、壬午、壬寅、壬申年;运克气的年份六年,即甲辰、甲戌、丙子、丙午、丙寅、丙申年。

(二) 运从气化

若是气来生运或气去克运,那运就要从气而化了。比如,甲子年司天之气少阴君火生大运甲土,属于气盛而助运,则大运湿土要从少阴君火而化,这年的气候则以火为主旋律;再如戊辰年,是司天之气太阳寒水克大运戊火,属于气盛而克运,则其年的气候则应以寒为主旋律了。运从司天之气而化的年份也是十二年,其中气生运的年份六年,即甲子、甲午、甲寅、甲申、壬辰、壬戌年;气克运的年份六年,即戊辰、戊戌、庚子、庚午、庚寅、庚申年。

运和气之间的关系是很复杂的,在一个甲子周期中,同化的是二十四年,从化的是十二年,异化的是二十四年,其中既是同化,又是从化、异化而相互重复的就有八年。具体开列于下,以便参阅。

既是异化,又是岁会的年份有甲辰、甲戌、丙子,共三年。

既是岁会,又是从化的年份有丁卯一年。

既是天符,又是岁会和太乙天符的年份有乙酉、戊午、己丑、己未,共四年。

第7章 运气学说在临床中的应用

运气学说是一门包罗万象的古代科学，它所涉及得范围非常广泛，可应用于研究天文学、地理学、历法学、气候学、物候学、宇宙生命学、人类养生学和医学等诸多方面。本篇主要讲运气学说在医学方面的应用。

一、应用于医学方面的三个原则

运气学说在医学方面的应用，主要有三个方面：一是应用于养生保健治未病；二是应用于对疾病的诊断和治疗；三是应用于对重大疫情的预测和对疾病预后的预测。在以上三个方面的应用中，都必须遵守以下几个原则。

（一）"无失天信，无逆气宜，无翼其胜，无资其复"

1. "先立其年，以知其气，左右应见，然后可以言死生之逆顺。"

（1）胎孕生年之气：从胎孕生年的运气状况，看基础体质类型的划分，以选择养生保健、预防疾病，以及对疾病诊断治疗的方案。

（2）后天流年之气：根据后天流年运气状况，对体质的影响，制定养生保健、预防疾病，以及对疾病诊断治疗的方案。

2. "必先岁气，勿伐天和，无盛盛，无虚虚，而遗人夭殃，无致邪，无失正，绝人长命。"

（1）胎孕生年之岁气：从胎孕生年的运气状态，考虑选择养生保健、预防疾病，以及对疾病治疗的具体方法。

（2）后天流年之岁气：根据后天流年的运气状况，考虑选择养生保健、预防疾病，以及对疾病治疗的具体方法。

如果"不知年之所加，气之异同，则不足以言生死"。

（二）具体方法是："谨察阴阳所在而调之，以平为期"

（1）"折其郁气——折其郁发"：五运太过不及，都会造成郁气的发生，《六元正纪大论》说："五运之气亦复岁乎？岐伯曰：郁极而发，待时而作也。""复"就是因郁而生之气。五郁之发，各有特征，如"土郁之发，岩谷震惊，雷殷气交，埃昏黄黑，化为白气，飘骤高深，击石飞空，洪水乃从，川流漫延，田牧土驹。民病心腹痛，肠鸣数后，甚则心痛胁胀，呕吐霍乱，胕肿身重"等。所谓"折"，即"木郁达之，火郁发之，土郁夺之，金郁泻之，水郁折之"。

（2）"赞其化源"或"先取化源"（益其岁气）："赞"是扶助，补益的意思；"取"是攻伐，泄下的意思。十二月为水，是木之化源；三月为木，是火之化源；五月为火，是土之化源；六月为土，是金之化源；九月为金，是水之化源。视其不足，则"赞"之，视其太盛，刺"取"之。

（3）"抑其运气"："食谷间以祛其邪"——泄其过盛之气。

（4）"扶其不胜——赞所不胜"："食岁谷以全其真，避虚邪以安其正。"

（5）"用温远温，用凉远凉，用寒远寒，用热远热。"

（三）"无代化，无违时，必养必和，待其来复"

"化不可代，时不可违。夫经络以通，血气以从，复其不足，与众齐同，养之和之，静以待时，谨守其气，无使倾移。其形乃彰，生气以长，命曰圣王。"

二、运气医学的体质划分

掌握了以上三个原则之后，首先应了解和掌握个人的体质状态，这样无论是在养生方面，还是在对疾病的诊断治疗方面，就可以运用自如了。

（一）禀赋论

自然万物，皆生于太极二五之气，所以都禀受了太极二五之基因，人是万物之灵，亦符合这一规律。人的禀赋，有良有恶，有优有劣，各自不同。有的人一生健康，从不发病，或很少发病，病也无碍；有的人则一生中多灾多难，长年挣扎在疾病痛苦中；有的人寿过百岁而动作不衰；有的人则如白驹过隙短命早夭。

这都与禀赋之不同有着密切的关系。就人的性情方面，张景岳说："得气之清而正者，为圣为贤；得气之偏而浊者，为愚为不肖。近东南者多仁而柔，近西北者多刚而义。夷狄亦人而暴悍无礼，以地有偏正，气有纯驳，禀赋所使，不期而然。故左氏以民之善恶，本乎六气，谓阳禀多者刚而烈，阴禀多者阴而柔，躁戾者阳中之恶，狡险者阴中之乖。是以水性主动而偏则流，火性主急而偏则烈，木性多和而偏则柔，金性多刚而偏则狠，土性多静而偏则愚。"可见，凡人皆有禀赋之差异。

禀赋之说，自古有之，也即现在人所讲的体质学说。人和人的体质都不相同，决定不同体质的因素有很多方面，但主要则取决于先天禀赋和后天培养这两个方面，而这两个方面，又无不受到运气变化的左右和支配。

　　五运六气主司着一年 365 天的天气变化，天气变化影响着自然万物的变化，人们生活在自然中，无论是先天禀受，还是后天接触，都必然要受到运气的影响。

（二）运气对先天禀赋的影响

　　先天，指人和动物的胚胎时期，先天禀赋，是指成就胚胎和胚胎生长发育时期所接受到的各类物质因素。胚胎成就于父母，生长发育于父母，所以追究先天禀赋如何，就要勘察父母的体质及其所生活的环境、生活质量怎么样。生活在不同运气环境中的人，其体内的气血多少、阴阳盛衰、脏腑强弱、气化动态都会影响到天癸的数量、质量与活力，有的可能已经有了一些致病因子潜伏于遗传基因之中。所以，所孕育的胎体就已经有了质上的差别。

　　《素问·气交变大论》中有"岁木太过，风气流行，脾土受邪""岁木不及，燥乃大行，生气失应""岁火太过，炎暑流行，肺金受邪""岁火不及，寒乃大行，长气不用""岁土太过，雨湿流行，肾水受邪""岁土不及，风乃大行，化气不令""岁金太过，燥气流行，肝木受邪""岁金不及，炎火乃行，生气乃用，长气专胜""岁水太过，寒气流行，邪害心火""岁水不及，湿乃大行，长气反用，气化乃速"的言论。

　　像这样太过不及的气候变化，一是会影响父母自身气血阴阳脏腑经络的平衡协调；二是会影响供父母生活应用的各类饮食物的质量。

在这些因素的影响下，父母体内要成就胚胎和孕育胚胎的物质就必然会有量与质的差异。由于这些差异，使人形成了不同的体质。

（三）运气对后天体质的影响

后天，即人和动物离开母体后，在自然界单独生活和成长的时期。禀受于先天的体质，除了有一些基因是不可改变的以外，其他方面，通过后天因素的作用还是可以改变的，但这要看运气对于后天因素的影响是良性的，还是不良的。

人在出生之后，从母体来到自然世界，每时每刻都要接受自然运气变化的洗礼，要经风雨，见世面，要吃喝，自然经受运气作用的各种饮食物。于是，原来体质不好的，可能就会变好，原来体质好的，也可能会变坏；或者原来是这种体质，会变成那种体质，而原来是那种体质，却变成了这种体质。

（四）运气学说的体质分类

人类的胚胎孕育时期和出生之后的生长时期，既然都受到了运气变化的直接影响，那么，我们就可以根据运气的太过不及和平气，来对人类的基础体质进行如下划分。

1. 太过性体质（阳性体质）

（1）发生型体质：也称肝气横逆型体质。凡木运太过之年胎孕而生的人，或平素肝胆之气横逆太盛的人，可划分为发生型体质，这种体质的人多肝气横盛，脾胃容易受克。发病多为飧泄，肠鸣吐利，胁腹支满，胁腹胀痛；甚则忽忽善怒，眩冒癫疾，掉落痉抽，胁痛而吐等。

（2）赫曦型体质：又可称火热亢胜型体质。凡火运太过之年胎孕而生的人，或平素心与小肠及三焦火气亢盛的人，可划分为赫曦型体质。这种体质的人多心火亢盛，小肠火盛，或三焦火盛，火盛则肺金及大肠受克。发病多为疟，少气，咳喘，血泄注下，嗌燥，耳聋，中热，肩背热；心急心烦，甚则胸中灼痛，胁痛支满，膺背肩胛间痛，两臂内痛，身热骨痛而为浸淫，谵妄狂越，下甚，血溢泄不已等。

（3）敦阜型体质：又可称脾气壅滞型体质。凡土运太过之年胎孕而生的人，或脾胃湿气太盛的人，可划分为敦阜型体质。这种体质的人多脾胃壅塞不通，湿浊之气内盛而克肾，肾气受克。发病多为腹痛，清厥，心情郁闷，体重烦冤；甚则肌肉萎缩，足痿不收，一行走就抽掣拘挛，脚下痛，饮发中满，腹胀，食减，四肢不举，腹满溏泄，肠鸣，脚下痛。

（4）坚成型体质：又称肺气壅塞型体质。凡金运太过之年胎孕而生的人，或平素肺气膹郁，大肠气滞壅盛的人，可划分为坚成型体质。这种体质的人多肺气壅实，逆气上冲，大肠气滞不行，肝木容易受克。发病多咳喘痰嗽，胸满气逆，两胁下满引少腹痛，目赤痛，眦疡，耳无所闻；甚则体重烦冤，胸痛引背，胠胁不可反侧，肩背痛，尻、阴、股、膝、髀、腨、胻、足皆病，咳逆甚而血溢等。

（5）流衍型体质：又可称寒水内盛型体质。凡水运太过之年胎孕而生的人，或平素肾与膀胱寒水之气过盛的人，可划分为流衍型体质。这种体质的人多肾与膀胱寒水之气过盛，水气泛滥上克于心，心火受克，发病多为水肿，尿不利，身热烦心，躁悸阴厥，上中下寒，谵妄心痛；甚则腹大，胫肿，喘咳，寝汗出，憎风，腹满，肠鸣，溏泄，食不化等。

2．不及性体质（阴性体质）

（1）委和型体质：又可称肝虚型体质。凡木运不及之年胎孕而生的人，或平素肝血不足，肝阴匮虚，肝胆之气不足的人，可划分为委和型体质。这种体质的人，肺金之气易乘机凌克于肝，继而又火气来复凌克于肺。肺金凌克于肝，发病多为中气虚寒，胠胁痛，少腹痛，肠鸣溏泄；火复凌克于肺，则病寒热，疮疡，痱疹，痈痤等。

（2）伏明型体质：又可称心虚型体质。凡火运不及之年胎孕而生的人，或平素心血不足，心阳虚衰的人，可划分为伏明型体质。这种体质的人，寒水之气易于乘机凌克于心，继而又土气来复，凌克于肾水。寒水凌克心火，发病多为胸中寒痛，两胁支痛，膺背肩胛两臂内痛，郁冒蒙昧，心背彻痛，暴瘖，胸腹大，胁下与腰脊相引而痛，甚则屈不能伸，髋髀如别。土复凌克肾水，则病鹜溏，腹满，饮食不下，寒中，肠鸣，泄注，腹痛，暴挛，痿痹，足不任身，心悸，水肿，咳喘等。

（3）俾监型体质：又称脾虚型体质。凡土运不及之年胎孕而生的人，或平素脾胃虚弱，运化不及的人，可划分为俾监型体质。这种体质的人，多脾虚不运，胃虚不化，肝木易于乘机凌克于脾，继而金气又来复凌克肝木。肝木凌克脾土，发病多为飧泄，霍乱，体重，腹痛，筋骨繇复，肌肉𬍤酸，善怒。金复凌克肝木，则病胸胁暴痛，下引少腹，善太息。

（4）从革型体质：又称肺虚型体质。凡金运不及之年胎孕而生的人，或肺气肺阴不足的人，可划分为从革型体质。这种体质的人，多为肺气不足，肺阴虚亏，肺主气的功能衰弱，心火易于乘机凌克肺金，继而水气来复又凌克心火。火气凌克肺金，发病多为肩背瞀重，鼽嚏，血便注下。水气来复凌克心火，则病头脑户痛，延及囟顶，发热，口疮，心痛。

（5）涸流型体质：又称肾虚型体质。凡水运不及之年胎孕而生的人，或平素肾阳不足，肾阴亏虚的人，可划分为涸流型体质。这种体质的人，多肾精亏损，脾土易于乘机凌克肾水，继而木气来复又凌克脾土。土气凌克肾水，发病多为腹满，身重，濡泄，寒疡流水，腰股痛发，腘腨股膝不便，烦冤足痿清厥，脚下痛，甚则胕肿，寒疾生于下，甚则腹满浮肿。木气来复凌克脾土，则病筋骨并辟，肉眴瘛，目视䀮䀮，肌肉胗发，心腹痛。

3．平气性体质（阴阳平衡性体质）

（1）敷和型体质：凡木运平气之年胎孕而生的人，或肝胆之气不亢不虚的人，可划分为敷和型体质。

（2）升明型体质：凡火运平气之年胎孕而生的人，以及心气不亢不虚的人，可划分为升明型体质。

（3）备化型体质：凡土运平气之年胎孕而生的人，或脾胃健运，消化功能好的人，可划分为备化型体质。

（4）审平型体质：凡金运平气之年胎孕而生的人，或肺气不亢不虚的人，可划分为审平型体质。

（5）静顺型体质：凡水运平气之年胎孕而生的人，或肾气实而不虚的人，可划分为静顺型体质。

以上五型体质的人，一般都身体健康，很少发病，病也轻微。

以上对体质的分型，只是根据五运的盛衰而划分，只可作为基础体质来看。具体到实际应用，还要结合和参考六气司天在泉的盛衰，及其后天生活中所形成的身体状态来决定，这样才更能符合实际应用。

三、应用于摄生延年"治未病"

摄生延年"治未病"，是我国原创医学的基本思想，古人兴医的目的，并不是为了单纯去治病，而是为了赞天地之化育，葆众生之太和，最大限度地预防和减少疾病的发生，及早控制已发疾病的发展与传变。《素问·四气调神大论》说："圣人不治已病治未病，不治已乱治未乱。"如果等到疾病已经发生再去治疗，那岂不是"渴而穿井，斗而铸锥，不亦晚乎"！运气学说在摄生延年"治未病"方面，主要应用于未病先防和既病防变这两个方面。

（一）摄生延年

摄生，是对生命的调控和管理；延年，是在摄生的基础上延长人类生命的生存时间。在运气学说指导下进行摄生，才是正确的摄生，才是真正的中医摄生。具体实行过程中，一定要根据应用运气学说的三个原则，认真研究和分析逐年运气与人体之间的关系而确定具体的摄生方法。

1. 从出生年运气情况制定摄生方案

俗话说，千处打锣，一锤定音，人类体质的定型也是这样。尽管一个人从成胎到出生，经历了近十个月的时间，经过了种种内外因素的影响，但在出生的那一刹那，机体经过先天气化的自行调节，就锁定了你体质的基本类型。所以，我们通过对出生年运气状态的分析，就能判测出来人的基本体质。

比如，有个人是1976年农历九月出生，其生年为丙辰岁，上太阳寒水，中太羽水运，下太阴湿土，寒化六，风化八，湿化五，则此人基本为寒湿型体质，易病和发病部位多在脾和肝，摄生方案的制定，就要特别注意这些方面，才能达到预期效果。

2．从出生月份运气情况制定摄生方案

从出生年可测定基本体质，再从出生月份的运气情况看一下其对基本体质有何影响。凡农历九月份以前出生的，要看上一年运及在泉之气和当年运气对基本体质的影响；农历九月份以后出生的，则看出生当年运及在泉之气对基本体质的影响。如上例1976年农历九月生人，九月为太阴湿土在泉，则其人体内湿气偏重；若其人是1976年农历五月出生的话，则其人体质是以热郁湿中湿热蕴蒸为特点了（1975年在泉之气少阴君火），在制定其人的摄生方案时就必须将这些因素考虑进去。

3．从流年运气情况制定摄生方案

所谓流年，即从出生后至死亡所经历的每一个年份。

通过对出生年月运气情况的分析，我们大致可以知道其人体内是多湿还是多燥，是多热还是多寒；心、肝、脾、肺、肾，何脏脏气太过，何脏脏气不及；阴阳气血，何多何少。然后结合流年运气对其人所产生的影响，就能够判断出他哪年身体最好，哪年容易发生疾病，容易发生什么病；还能判断出他所患的病什么时候减轻，什么时候加重，或什么时候痊愈，什么时候死亡，我们应根据这些信息进行摄生保健。

如1976年九月生人，因其体内寒湿偏盛，肝脾为易病之脏，其在丁巳、丁亥、壬辰、壬戌四年，多为肝强脾弱，痰湿水食壅塞不化，摄生方案应注重疏肝健脾，温化痰湿；若在乙卯、乙酉、庚辰、庚戌

四年，其人多肝血虚少或肝之生气受戕，摄生方案则应注重滋补肝阴肝血，舒启升腾肝气。

（二）治未病

1. 未病先防

（1）根据体质采取相应预防措施：上边已经对人的不同体质进行了论述和划分，不同的体质既决定于父母亲身体的健康状况，也决定于后天所处环境气候的活动状况。

《素问·宝命全形论》说："人生于地，命悬于天，天地合气，命之曰人。"又说："天覆地载，万物悉备，莫贵于人。人以天地之气生，四时之法成。"

可见，一个人从胎孕形成到出生后在自然界里生活，无时无刻不受"天地之气、四时之法"的影响。这个"天地之气、四时之法"，实际上说的就是五运六气。了解一个人的体质和健康状况，采取针对性的预防措施，就可以减少一部分疾病的发生。

其一，从五运盛衰对体质的影响进行预防。

五运有平气、有太过、有不及。人的体质也有敷和型、升明型、备化型、审平型、静顺型、发生型、赫曦型、敦阜型、坚成型、流衍型、委和型、伏明型、俾监型、从革型、涸流型等区别。

一般来说，凡平气之年的胎孕都比较健康，很少有疾病的发生；而太过之年和不及之年的则恐多灾多难了。

六丁"委和"之岁，除了丁卯、丁亥二年构成平运年以外，其余丁丑、丁巳、丁未、丁酉这四个木运不及年份的胎孕，都可能存在肝气不足，肺气过盛，脾胃之气壅塞的情形。在后天调养中，就要注意补益肝阴、肝血，条达肝气，宣通肺气，健脾运中，以防肝、胆、脾、胃疾病的发生。

六癸"伏明"之岁，除了癸巳、癸卯二年构成平运年以外，其余癸丑、癸未、癸酉、癸亥这四个火运不及年份的胎孕，都可能存在心、肾、脾、命门阳气不足，水湿阴寒偏盛的情形。在后天调养中，要注意温养心、肾、脾及命门的阳气，煦化阴寒，以防寒厥心痛，水湿不化等内寒疾病的发生。

六己"俾监"之岁，除了己丑、己巳、己未三年构成平运年以外，其余己卯、己酉、己亥这三个土运不及年份的胎孕，都可能存在脾胃纳化不及，肝气横逆，水气泛滥的情形。在后天调养中，要注意健脾养胃，疏肝理气，培土制水，以防脾胃不运，中焦壅塞，水湿内停之类疾病的发生。

六乙"从革"之岁，除了乙丑、乙未、乙酉这三年构成平运年以外，其余乙卯、乙巳、乙亥这三个金运不及年份的胎孕，都可能存在肺气不足，心肝火盛的情形。在后天调养中，要注意补益肺气，以防肺痨咳喘，火盛动风，心肝疾病的发生。

六辛"涸流"之岁，除了辛亥、辛酉这两年构成了平运年以外，其余辛丑、辛卯、辛巳、辛未这四个水运不及年份的胎孕，都可能存在肾阴不足或肝肾阴虚，虚火内燔等情形。在后天调养中，要注意滋补肝肾，滋阴降火，以防津液枯燥，阴虚火旺之类疾病的发生。

六壬"发生"之岁，风气流行，除了壬申年可以构成平运年以外，其余壬子、壬寅、壬辰、壬午、壬戌这五个木运太过年份的胎孕，都可能存在肝气横逆，肝风发动，脾胃受制的情形。在后天调养中，要注意平肝降逆、疏肝理气、柔肝息风、健脾和胃，以防惊厥中风、掉眩及肝、胆、脾、胃失调等疾病的发生。

六戊"赫曦"之岁，炎暑流行，除了戊戌年构成平运以外，其余戊辰、戊子、戊午、戊寅、戊申这五个火运太过年份的胎孕，都可能存在心火亢盛，热盛津燥，肺金受灼的情形。在后天调养中，要注意清泻心火，滋阴生津，润肺保肺，以防疮疡、谵狂、出血、动风，以及咳喘胸痛等疾病的发生。

六甲"敦阜"之岁，雨湿流行，除了甲寅年构成平运以外，其余甲子、甲辰、甲午、甲申、甲戌这五个土运太过年份的胎孕，都可能存在脾胃壅塞，湿浊过盛，肾气受克的情形。在后天调养中，要注意通泻脾胃，运土化湿，补益肾气，以防饮食积聚，湿浊壅塞中焦，肌肉萎缩，四肢不举等疾病的发生。

六庚"坚成"之岁，燥气流行，除了庚午、庚子、庚寅、庚申四年构成平运以外，其余庚辰、庚戌这两个金运太过年份的胎孕，都可能存在肺气膹郁、肝气受克、心血瘀阻的情形。在后天调养中，要注意宣肺降气，舒肝疏肝，益心活血，以防痰阻气壅，心肝血虚，以及气滞血瘀等疾病的发生。

六丙"流衍"之岁，寒气盛行，除了丙辰年构成平运以外，其余丙子、丙寅、丙午、丙申、丙戌这五个水运太过年份的胎孕，都可能存在肾不司水，水气泛滥，心气受克，寒阻血瘀等情形。在后天调养中，要注意温补心肾阳气，培土制水，以防痰饮、水肿、心悸、心痛，以及腹满水积、溏泻不化等疾病的发生。

其二，从六气盛衰对体质的影响进行预防。

逐年六气，有胜气有复气，客主加临中又有同化和异化，不同的气候变化在胎孕形成过程中会产生不同的影响而使体质各有差异，从而埋伏下各自不同的基因。

太阳司天之政，寒湿之气持于气交。初之气，温热反盛，胎孕形成中受其影响，可能会在胎体中蕴藏阳盛阴虚而引发瘟、疫、疮、疡之基因；二之气，大凉反至；三之气，寒气反盛，这两个时段是寒客于外，热郁于内，胎孕形成中受其影响，可能会有热毒藏伏于胎体之内而引发伏气温病、痈疽、注下之基因；四之气，风湿交争，胎孕形成中受其影响，可能胎体中会有湿毒内郁，将有引发痿、痹、痒、癣之基因；五之气和六之气，平和宜人，在这样的环境中形成的胎孕，可能会拥有一个健康的体魄。

阳明司天之政，燥热之气持于气交。初之气阴寒过盛，寒闭热伏，胎孕形成中受其影响，可能会在胎体中蕴藏热毒内伏而引发热病、肿胀、衄蔑、淋浊之基因；二之气，阳热突盛；三之气燥热交合，这两个时段中形成的胎孕受其影响，可能会在胎体中蕴藏气阴两虚而易于引发虚热性疾病及疫疠、疟疾等疾病的基因；四之气，寒湿突降，胎孕形成中受其影响，可能会在胎体中蕴藏阳热内郁，积而生毒生风而引发暴仆、振栗、谵妄、痈疽、疮毒等疾病之基因；五之气、终之气，春令反行，温热反至，疮疹、疫疠、温热性疾病的发病基因可能会埋伏于胎孕的体内。

少阳司天之政，炎暑之气持于气交。初之气，风胜气温，胎孕形成中受其影响，可能会在胎体中蕴藏风温之气而易引发血溢、血崩、咳逆、胁满、目赤、疮疡等疾病；二之气，湿遏火伏；三之气，炎暑流行，这两个时段中形成的胎孕受其影响，可能会在胎体中蕴藏火热郁毒而易引发疮疡、衄蔑、咳、呕、身热、血溢、聋、瞑、昏聩、喉痹、目赤等疾病；四、五、终三气，气候较为平稳，这三个时段的胎孕大概会拥有比较健康的体魄。

太阴司天之政，寒湿之气持于气交。初之气，风胜气动，胎孕形成中受其影响，胎体中可能会蕴藏风瘟病毒，易于引发掉眩、血溢、筋脉拘急、关节不利、痿僻等疾病；二之气，君火、客火二火相飚，胎孕形成中受其影响，胎体中可能会蕴藏火热炎毒，易于引发瘟疠、痈疽、热性疾病；三之气湿气流行，胎孕形成中受其影响，胎体中可能会蕴藏湿浊之气，而易于引发脾气受困、身重、腹满、水肿、溏泄等疾病；四之气，相火司政，胎孕形成中受其影响，胎体中可能会蕴藏火热毒气，而易引发热性疾病；五之气，燥令大行，胎孕形成中受其影响，胎体中会蕴藏燥胜津伤的病机，而易引发燥性疾病；六之气，寒气凛冽，阳气为伤，胎体形成中会受寒毒影响而引发阳气虚弱的寒性疾病。

少阴司天之政，水火寒热之气持于气交。初之气，寒水之气盛于外，阳热之气郁于内，胎孕形成中受其影响，胎体中可能会蕴藏寒热混杂之毒，易于引发关节筋骨痹痛及痈疽、疮疡等病；二之气，气候尚可，对胎孕形成无甚大不良影响；三之气，君相相临，二火相燔，胎孕形成中受其影响，胎体中可能会蕴藏热毒伤阴，易于引发高热惊厥，阴虚风动及痈疽、疮疡、咳喘等疾病；四之气，湿热互蒸，五之气，暑热反至，这两个时段，胎孕形成中受其影响，胎体中可能会蕴藏湿热郁毒，易于引发湿温、黄疸、疮疹等疾病；六之气，寒燥之气相混，胎孕形成中受其影响，胎体中可能会蕴藏燥伤气阴的病机，而易引发燥性疾病。

厥阴司天之政，风燥火热持于气交。初之气，燥气行令，胎孕形成中受其影响，胎体中可能会蕴藏寒燥之毒，易于引发寒盛、阴虚、燥涩之类的疾病；二之气，寒水之气外困，阳热内郁，胎孕形成中受其影响，胎体内可能蕴藏热毒之气，易于引发热燔津伤之类疾病；三之气，风助火威，火借风势，胎孕形成中受其影响，胎体中可能蕴藏风火热毒，易于引发高热、惊厥、昏聩、掉眩等疾病；四之气，湿热相搏，胎孕形成中受其影响，胎体中可能蕴藏湿热郁毒，易于引发黄疸、浮肿、痈疽、疮疹等疾病；五之气，燥湿相济，气候平稳，对胎孕形成无甚大影响；六之气，相火司令，胎孕形成中受其影响，胎体中可能蕴藏温热病毒，易于引发温疬之类疾病。

　　以上各年的气候状况对人的生理会造成一定影响，对男精女血（精子、卵子）必然会留下一定印记，这种印记也就是现在所谓的"基因"。基因决定体质，决定个人在一生中的健康状态。在预防疾病和养生保健工作中，把运气对体质影响的因素考虑进去，针对个人体质的不同情况采取不同措施，才能取得预防和保健的理想效果。

　　（2）根据逐年的运气特点进行预防：《素问·至真要大论》说："夫百病之生也，皆生于风、寒、暑、湿、燥、火，以之化之变也。"事实上，人类所罹患的大部分疾病，都是因为运气不时、气候异常而发生，尤其是一些传染性疾病，更与异常的气候有着密切的关系。所以研究逐年的运气特点，采取有效的预防措施，是做好"治未病"工作关键的一步。在分析逐年运气特点时，要注意运与气的结合分析。一般来说，气候以时而至，以时而去的平气之年，疾病的发生率较低，即使发病病情也轻；若气候当至不至，或不当至而至，或至而太过，当去不去，或至而不及，不当去而去，这些年份疾病的发生率则较高，病情也较严重，甚至还会发生沿门阖户的疫疬流行。现根据《素问·气交变大论》《素问·五常正大论》《素问·六元正纪大论》《素问·至真要大论》有关内容综述如下。

其一，太过之年易发的疾病。

岁木太过之年及厥阴司天在泉之年，易于出现"风淫所胜"的气候特征。这些年份除了肝（胆）本身脏气亢胜所发生的实性病变以外，直接受害的就是脾胃被克而发生的虚性病变。

岁火太过之年及少阳、少阴司天在泉之年，易于出现"热淫所胜"的气候特征，这些年份除了心（小肠）本身脏气亢胜所发生的实性病变以外，直接受害的就是肺大肠被克而发生的虚性病变。

岁土太过之年及太阴司天在泉之年，易于出现"湿淫所胜"的气候特征。这些年份除了脾（胃）本身脏气亢胜所发生的实性病变以外，直接受害的就是肾（膀胱）被克而发生的虚性病变。

岁金太过之年及阳明司天在泉之年，易于出现"燥淫所胜"的气候特征。这些年份除了肺（大肠）本身脏气亢胜所发生的实性病变以外，直接受害的就是肝（胆）被克而发生的虚性病变。

岁水太过之年及太阳司天在泉之年，易于出现"寒淫所胜"的气候特征，这些年份，除了肾（膀胱）本身脏气亢胜所发生的实性病变以外，直接受害的就是心（小肠）被克而发生的虚性病变。

其二，不及之年易发的疾病。

岁火不及，寒乃大行。这种年份易于发生心阳不足，肾水泛滥，或寒伤阳气而致的寒性疾病；也会发生寒闭于外，阳郁于内，热毒内伤的热性疾病。

岁土不及，风乃大行。这种年份易于发生脾胃运化不及，水湿不化，饮食积滞之类疾病；或是肝胆之气横逆，气滞气郁，甚则化火化风之类的疾病。

岁金不及，炎火乃行。这种年份易于发生肺气不足，宣发、肃降、通调水道等功能失调；或心肝之火亢盛，热盛伤津而引发的一些疾病。

岁水不及，湿乃大行。这种年份易于发生肾气不足，关门不利，水气不化，筋骨痹痛等；或脾土壅滞，运化不行，水湿泛滥而引发的一些疾病。

岁木不及，燥乃大行。这种年份易于发生肝胆之气不足，疏泄、条达、藏血功能失调；或津血枯燥，肺气膹郁，宣发肃降功能失调而引发的一些疾病。

其三，六气胜复易发的疾病。

六气有胜气、有复气，胜气是自身之气过盛，复气是被胜气所克者的子气对胜气进行报复。胜气在前，即胜气居于上半年，复气在后，即复气居于下半年。自身之气过胜，会对被克者一方造成伤害，之后被克者所生之子又会对克我的胜气进行报复而造成伤害。

厥阴之胜，是指五巳五亥之年的风木之气过胜；厥阴之复，是风木之气对湿土之胜的报复。厥阴之胜或厥阴之复，都会影响人体肝胆之气而使之横逆肆虐，不仅肝胆自身为病，而且还会克制脾胃使脾胃发病。

少阴之胜，是指五子五戌之岁的火气过胜；少阴之复，是火气对金气之胜的报复。少阴之胜或少阴之复，都会影响人体心与小肠使亢炎焚灼，不仅心与小肠自身为病，而且还会克制肺与大肠，使其发病及引起伤津耗液动血生风之类的病变。

太阴之胜，是指五丑五未之岁的湿土之气过胜；太阴之复，是湿土之气对火气之胜的报复。太阴之胜或太阴之复，都会影响人体的脾与胃而使之敦阜壅塞，不仅脾胃自身为病，而且还会克制肾水而使其发生病变。

少阳之胜，是指五寅五申之岁的火热之气过胜；少阳之复，是火热之气对金气之胜的报复。少阳之胜或少阳之复，都会影响人体的相火之脏而使之炽盛燔灼，不仅相火之脏自身为病，而且还会克制肺金及伤津耗液动风动血发生一系列病变。

太阳之胜，是指五辰五戌之岁的寒水之气过胜；太阳之复，是寒水之气对火气之胜的报复。太阳之胜或太阳之复，都会影响人体的膀胱气化而使之水寒冱凝，不仅膀胱自身为病，而且还会克制君相之火，使火气伤耗或火气闭郁而发生种种病变。

阳明之胜，是指五卯五酉之岁的燥气过胜；阳明之复，是燥干之气对风气之胜的报复。阳明之胜或阳明之复，都会影响人体的肺与大肠而使之津阴枯燥，不仅肺与大肠自身为病，而且还会克制肝胆，使肝胆阴血耗伤或气机郁滞而发生病变。

通过对逐年胜气复气的了解，就可掌握逐年易于发病的基本情况，从而采取相应的措施进行预防。如岁木太过之年，或岁土太过之年，就要考虑疏肝健脾；岁火太过之年，或岁金太过之年，就要考虑泻火除热，养阴生津。

2. 既病防变

治未病的第二个内容，就是对已发疾病采取预防措施，阻断其传变途径，减少和杜绝复发机会。

在临床中，有许多疾病的发作、加剧、减轻、转愈、死亡，都与流年运气、季节变换等气候的嬗变有着密切的关系。了解疾病的所在，掌握疾病的演变规律，认识逐年运气特点及其对所患疾病的影响，是做好既病防变的最为有效的措施。《素问·脏气法时论》就以季节气候与五脏的关系，论述了各脏腑病变的"愈""甚""持""起"的具体情况，简述如下。

（1）肝胆疾病：肝与胆相表里，在五季应于春，在天干五行应于甲乙木。肝胆之有病者，若逢春季及甲乙之日，丁壬木运及厥阴司天在泉之岁，以其同气相求，正气得助的原因，则病者会出现病情好转的气色（起）；若逢夏季及丙丁之日，戊癸火运及少阴、少阳司天在泉之岁，以其子气旺盛，子能令母实，克我者被克，正气得以匡复，则病者多可回春而转愈（愈）；若逢秋季及庚辛之日，乙庚金运及阳明司天在泉之岁，以其金能克木，肝胆之气备受摧残，病者至此，正气难支，或病情一再加剧，或至垂危难起而死亡（甚）；若逢冬季及壬癸之日，丙辛水运及太阳司天在泉之岁，以其水能生木，肝胆之气得助，正邪相持，则病情一般相对平稳，不必忧虑（持）。

（2）心与小肠疾病：心与小肠相表里，在五季应于夏，在天干五行应于丙丁火。心与小肠之有病者，若逢春季及甲乙之日，丁壬木运及厥阴司天在泉之岁，以其木旺可以生火的原因，心与小肠得其资助，正邪相持，病情一般相对平稳，不必忧虑（持）；若逢夏季及丙丁之日，戊癸火运及少阴少阳司天在泉之岁，以其同气相求，正气有助的原因，则病者会出现病情好转的气色（起）；若逢长夏及戊己之日，甲己土运及太阴司天在泉之岁，以其子气旺盛，子令母实，克我者被克，正气得以匡复，则病者多可回春而转愈（愈）；若逢冬季及壬癸之日，丙辛水运及太阳司天在泉之岁，以其水能克火，心与小肠之气备受摧残，病者至此，正气难支，或病情一再加剧，或至垂危难起而死亡（甚）。

（3）脾胃疾病：脾与胃相表里，在五季应于长夏，在天干五行应于戊己土。脾胃之有病者，若逢春季及甲乙日，丁壬木运及厥阴司天在泉之岁，以其木来克土，脾胃之气备受摧残，病者至此，正气难支，或病情一再加剧，或至垂危难起而死亡（甚）；若逢夏季及丙丁之日，戊癸火运及少阴少阳司天在泉之岁，以其旺火生土的原因，脾胃之气得起资助，正邪相持，病情一般相对平稳，不必忧虑（持）；若逢长夏及戊己之日，甲己土运及太阴司天在泉之岁，以其同气相求，正气有助的原因，则病者会出现病情好转的气色（起）；若逢秋季及庚辛之日，乙庚金运及阳明司天在泉之岁，以其子气旺盛，子令母实，克我者被克，正气得以匡复，则病者多可回春而转愈（愈）。

（4）肺与大肠疾病：肺与大肠相表里，在五季应于秋，在天干五行应于庚辛金。肺与大肠之有病者，若逢冬季及壬癸日，丙辛水运及太阳司天在泉之岁，以其子气旺盛，子令母实，克我者被克，正气得以匡复，则病者多可回春而转愈（愈）；若逢夏季及丙丁之日，戊癸火运及少阴少阳司天在泉之岁，以其旺火克金，肺与大肠之气备受摧残，病者至此，正气难支，或病情一再加剧，或至垂危难起而死亡（甚）；若逢长夏及戊己之日，甲己土运及太阴司天在泉之岁，以其旺土可以生金的原因，肺与大肠之气得其资助，正邪相持，病情一般相对平稳，不必忧虑（持）；若逢秋季及庚辛之日，乙庚金运及阳明司天在泉之岁，以其同气相求，正气有助的原因，则病者会出现病情好转的气色（起）。

（5）肾与膀胱疾病：肾与膀胱相表里，在五季应于冬，在天干五行应于壬癸水。肾与膀胱之有病者，若逢春季及甲乙之日，丁壬木运及厥阴司天在泉之岁，以其子气旺盛，子令母实，克我者被克，正气得以匡复，则病者多可回春而转愈（愈）；若逢长夏及戊己之日，甲己土运及太阴司天在泉之岁，以其旺土克水，肾与膀胱之气备受摧残，病者至此，正气难支，或病情一再加剧，或至垂危难起而死亡（甚）；若逢秋季及庚辛之日，乙庚金运及阳明司天在泉之岁，以其旺金可以生水的原因，肾与膀胱之气得其资助，正邪相持，病情一般相对平稳，不必忧虑（持）；若逢冬季及壬癸之日，丙辛水运及太阳司天在泉之岁，以其同气相求，正气有助的原因，则病者会出现病情好转的气色（起）。

洞晓各个脏腑与阴阳四时之间的关系，掌握什么样的疾病，在什么时候及什么情况下"愈""甚""持""起"，提前采取相应的措施，或补或泻，或温或清，使欲愈者尽快痊愈，使欲传变者停止传变，使危重者及早转危为安，是运气学说在预防疾病方面应发挥的一个很重要的作用。

根据以上举例中所用的推测方法，还可推知流年运气对所患疾病在"愈""甚""持""起"方面的影响及预后。

四、应用于疾病的诊断

运气学说之应用于疾病的诊断，具有非常重要的现实意义。人皆知中医看病要运用望、问、闻、切四诊手段，却不知《内经·五运行大论》中提到的"先立其年，以知其气，左右应见，然后乃可言生死顺逆"对诊断疾病的重要性。如果我们掌握了运气学说，了解了自然气候变化对人体健康与疾病的影响，"先立其年，以知其气，左右应见"，对逐年逐季可能会发生什么疾病做到心中有数，那么，诊断疾病就可以事半功倍。

（一）五运太过、不及、和平气之年易发疾病

1. 运太过之年易发疾病

六壬之年，岁木太过，风气流行，肝气横逆，脾土受邪。

病症多表现为：飧泄、食减、跗肿、体重、烦冤、肠鸣、腹支满、善怒、眩冒、头痛、头晕、胁痛、心痛、呕吐、霍乱、泻痢、注下，若冲阳脉绝则死不治。

六戊之年，岁火太过，炎暑流行，心火亢炎，肺金受邪。

病症多表现为：疟、少气、咳喘、咳逆、息鸣、血溢、血泄、血溢泄不已、注下、下甚、嗌燥、嗌干、耳聋、中热、肩背热、身热骨痛而为浸淫，甚则胸中痛、胁支满、胁痛以及膺、背、肩、胛间痛、谵妄、狂妄、狂越、疮疡、目赤、心胁满引少腹、善暴痛、不可反侧、面尘、色恶，若太渊脉绝则死不治。

六甲之年，岁土太过，雨湿流行，脾土壅塞，肾水受邪。

病症多表现为：腹痛、寒客心痛、腰脽痛、善厥逆、清厥、意不乐、体重烦冤，甚则肌肉萎缩、足缓不收、行善瘈、脚下痛、大关节不利、屈伸不便、痞坚腹满、饮发中满、食减、溏泄、肠鸣、四肢不举，若太溪脉绝者死不治。

六庚之年，岁金太过，燥气流行，肺气膹郁，肝木受邪。

病症多表现为：两胁下及少腹痛、肤胁不可反侧，或两胁满且痛引少腹、胃脘当心而痛、上支两胁、膈咽不通、饮食不下、目赤痛、眦疡，或耳鸣旋转、耳无所闻、目不识人、善暴僵仆、体重烦冤、胸痛引背、两胁满且痛引少腹，甚则咳喘、逆气、胸高仰息、咳甚而血溢、肩背痛以及尻、阴、股、膝、髀、腨、胻、足皆痛，或暴痛，若太冲脉绝

者死不治。

六丙之年，岁水太过，寒气流行，肾气不化，心火受邪。

病症多表现为：身热、烦心、心热、躁悸、谵妄心痛、腹满、肠鸣、腹中暴痛，或腹大、胫肿溏泄不化、呕逆，或胁腹胸背面首四肢肿胀，或喘咳、寝汗出、憎风、口渴、妄冒、少气、疮疡痈肿、瘛疭骨痛、注下、瘟疟、血溢、流注、目赤，甚则督闷、懊恼、暴死，若神门脉绝者死不治。

2．运不及之年易发疾病

六丁之年，岁木不及，燥乃大行，肝胆易受伤害，病则内在胁，外在关节。

病症常表现为：中清、胠胁痛、少腹痛、肠鸣、溏泄、肢体震颤动摇；燥气太盛，又易引起木之子——火气来复，故又会出现寒热、疮疡、痈痤、缦戾、拘缓、惊骇、咳、衄等病变。

六癸之年，岁火不及，寒乃大行，心易受伤害，病则内在膺胁，外在经络。

病症常表现为：胸中痛、心痛、膺背肩胛间及两臂内痛、两胁支满且痛、胸腹胀大，或胁下与腰脊相引而痛，甚则屈不能伸、髋髀如剥、郁冒、蒙昧、昏惑悲忘、暴瘖；寒气太盛则又易引起火之子——土气来复，故又会出现鹜溏泄注、腹满、食不下、寒中、肠鸣、腹痛、暴挛、痿痹、足不任身等病变。

六己之年，岁土不及，风乃大行，脾胃易受伤害，病则内在脘腹，外在肌肉四肢。

病症常表现为：脘腹痞塞、濡滞、飧泄、霍乱、腹痛、体重、筋骨繇复、肌肉𥆧酸、善怒、疡疮痈肿；风气太盛，则又易引起土之子——

金气来复，故又会出现胸胁暴痛、下引少腹，善太息等病变。

六乙之年，岁金不及，炎火乃行，肺气易受伤害，病则内在胸膺胁肋肩背，外在肌肤皮毛。

病症常表现为：喘咳、嚏、衄、衄、肩背瞀重、血泄注下；火气太盛，则又易引起金之子——水气来复，故又会出现阴厥、格阳于上而头脑户痛，延及囟顶发热等病变。

六辛之年，岁水不及，湿乃大行，肾气易受伤害，病则内在腰脊骨髓，外在溪谷踹膝。

病症常表现为：腹满、气滞、身重、濡泄、渗泻，或便艰难下、腰股疼痛、腘踹膝股不便、烦冤、足痿、清厥、痿厥、脚下痛、跗肿、浮肿、燥槁、癃闭；湿气太盛，则又易引起水之子——木气来复，故又会出现筋骨并辟，肌肉瞤瘛、目视混糊不清、气并膈中、心腹疼痛等病变。

3．平运之年易发疾病

敷和之纪，即丁亥、丁卯、壬申这三年，是木运的平气之年。这三年，木德周行，阳舒阴布，五化宣平，气端性随，一般很少发生疾病。若病则可能会是肝的条达疏泄功能失调及脾胃运化功能障碍而引起里急支满，饮食不化一类的疾病。

升明之纪，即癸卯、戊子这二年，是火运的平气之年。这二年，正阳而治，五化均衡，一般很少发生疾病。若病则可能会是心主血、主神明功能失调，以及肺气失于宣发肃降或火炽风动一类的疾病。

备化之纪，即己丑、己巳、甲寅这三年，是土运的平气之年。这三年，气平性顺，五化齐修，一般很少发生疾病。若病则可能会是脾胃壅塞，脘腹痞满，肾气失化，水气停聚一类的疾病。

审平之纪，即乙丑、乙未、乙酉、庚午这四年，是金运的平气之年。这四年，五化宣明，气洁运和，一般很少发生疾病，若病则可能会出现肺气壅逆，宣发肃降失司，或肝气失于条达之类的疾病。

静顺之纪，即辛酉、辛亥、丙子、丙申这四年，是水运的平气之年。这四年，五化和顺，阴阳相随，一般很少发生疾病。若病则可能会出现水寒过盛，阳气失化，或心火受抑而致水积寒厥，心悸心痛一类的疾病。

（二）二十四节气易发疾病

风、火、暑、湿、燥、寒，是一年中有序相递的六种气候活动。每年从大寒节开始交司，一步一气，风而火，火而暑，暑而湿，湿而燥，燥而寒，寒而风，应时而至，应时而去，则为正常的气候，《内经》称之为"六元"。六元一般不会引起疾病的发生，但若人们饮食无节，起居无常，调养失宜，则也可能会出现一些不适，《内经》把这种以时而见的不适叫作"病之常也"。

大寒至春分，风（温暖）气司时，常见里急、支痛、缓戾、胁痛、呕逆等疾病。

春分至小满，火气司时，常见疡疹、身热、惊惑、恶寒、战栗、谵妄、悲忘、衄、衊、语笑等疾病。

小满至大暑，暑（热）气司时，常见积饮、痞嗝、中满、霍乱、吐下、跗肿、身重、伤暑、中暑、暑温等疾病。

大暑至秋分，湿气司时，常见噎、呕、疮、疡、惊、躁、濡泄、瞀昧、喉痹、耳鸣、瘛疭、暴注、暴病、暴死等疾病。

秋分至小雪，燥气司时，常见鼽、嚏、咳、疟、干劲皴揭、阴股、髀、膝、腨、胻、足等疾病。

小雪至大寒，寒气司时，常见肢节疼痛、屈伸不利、腰痛、寖汗、痉抽等疾病。

一般来说，六气致病各有特点，风胜则动，热胜则肿，燥胜则干，寒胜则痛，湿胜则濡泄，或水闭浮肿。见斯证即可知其因。

（三）六气司天易发疾病

六气司天易发疾病，主要看六气所主的前半年易于发生的疾病。

寅申之岁，少阳司天，火气下临，易发咳，嚏，鼽，衄，鼻塞，疡疮，胕肿，寒热（《素问·五常政大论》）；泄，腹满（《素问·六元正纪大论》）；民病头痛，发热恶寒，疟，热上皮肤痛，色变黄赤，传而为水，身面胕肿，腹满，仰息，泄注赤白，疮疡，咳唾血，烦心，胸中热，甚则鼽，衄（《素问·至真要大论》）。

卯酉之岁，阳明司天，燥气下临，易发胁痛、目赤、震掉、鼓栗、筋痿、不能久立（《素问·五常政大论》）；咳、嗌塞、寒热、暴振栗、癃闭（《素问·六元正纪大论》）；左胠胁痛，寒清于中，咳，腹中鸣，注泄，鹜溏，心胁暴痛，不可反侧，嗌干，面尘，腰痛，丈夫㿉疝，妇人少腹痛，目昧，眦疡，疮，痤，痈（《素问·至真要大论》）。

辰戌之岁，太阳司天，寒气下临，易发心烦热，嗌干，善渴，鼽，嚏，喜悲，数欠（《素问·五常政大论》）；寒湿，肌肉萎缩，足痿不收，濡泄，血溢（《素问·六元正纪大论》）；痈，疽，厥心痛，呕血，血泄，鼽，衄，善悲，时眩仆，胸腹满，手热，肘挛，腋肿，心澹澹大动，胸胁胃脘不安，面赤，目黄，善噫，嗌干，甚则色炲，渴而欲饮（《素问·至真要大论》）。

巳亥之岁，厥阴司天，风气下临，易发体重，肌痿，食减，目转，耳鸣（《素问·五常政大论》）；胃脘当心而痛，上支两胁，嗝咽不通，饮食不下，舌本强，食则呕，冷泻，腹胀，溏泄，瘕水闭（《素问·至真要大论》）。

子午之岁，少阴司天，热气下临，易发喘，呕，寒热，嚏，鼽，衄，鼻窒，疮疡，燔灼（《素问·五常政大论》）；咳，喘，血溢，血泄，鼽，嚏，目赤，眦疡，寒厥入胃，心痛，腰痛，腹大，嗌干肿上（《素问·六元正纪大论》）；胸中烦热，嗌干，右胁满，皮肤痛，寒热，咳喘，唾血，鼽，衄，嚏，呕，溺色变，甚则疮痈，胕肿，肩、背、臂、臑、缺盆中痛，心痛，肺胀，腹大满，膨膨而咳喘（《素问·至真要大论》）。

丑未之岁，太阴司天，湿气下临，易发胸中不利，阴痿，气大衰而不起不用，腰脽痛，动转不便，厥逆（《素问·五常政大论》）；寒湿腹满，身重，胕肿，痞逆，寒厥，拘急（《素问·六元政纪大论》）；胕肿，骨痛，阴痹，腰、脊、头、项痛，时眩冒，大便难，阴气不用，饥不欲食，咳、唾则有血，心如悬（《素问·至真要大论》）。

（四）六气在泉易发疾病

六气在泉易发疾病，主要看六气所主的后半年易于发生的疾病。

寅申之岁，厥阴在泉，风淫所胜。易发心痛，胃脘痛，厥逆，膈不通（《素问·五常政大论》）；洒洒振寒，善伸数欠，心痛，支满，两胁里急，饮食不下，膈咽不通，食则呕，腹胀，善噫，得后与利则快，身体皆重（《素问·至真要大论》）。

子午之岁，阳明在泉，燥淫所胜。易发胁痛，善太息（《素问·五常政大论》）；喜呕，呕有苦，善太息，心胁痛，嗌干，面尘，身无膏泽，足外发热（《素问·至真要大论》）。

丑未之岁，太阳在泉，寒淫所胜。易发心下痞痛，少腹痛（《素问·五常政大论》）；少腹控睾，引腰脊，上冲心痛，血见，嗌痛，喉肿（《素问·至真要大论》）。

巳亥之岁，少阳在泉，火淫所生。易发火热，赤沃下（《素问·五常政大论》）；泄注赤白，小腹痛，溺赤，甚则血便（《素问·至真要大论》）。

卯酉之岁，少阴在泉，热淫所胜。易发小便变，寒热如疟，甚则心痛（《素问·五常政大论》）；腹中常鸣，气上冲胸，喘，不能久立，寒热，皮肤痛，目瞑，齿痛，胕肿，恶寒发热如疟，少腹中痛，腹大（《素问·至真要大论》）。

辰戌之岁，太阴在泉，湿淫所胜。易发水饮内蓄，中满不食，皮腘肉苛，筋脉不利，甚则胕肿，身后痈（《素问·五常政大论》）；饮积，心痛，耳聋，浑浑焞焞，嗌肿，喉痹，阴病血见，少腹痛肿，不得小便，病冲头痛，目似脱，项似拔，腰似折，髀不可以回，腘如结，腨如别。（《素问·至真要大论》）。

（五）六气胜复易发的疾病

1. 六气之胜的病变

五巳、五亥年，是厥阴风气所胜，风气大来，则肝气横逆，脾胃受克。易病耳鸣，头眩，愦愦欲吐，胃隔如塞，小便黄，胃脘当心而痛，上支两胁，肠鸣，飧泄，少腹痛，注下赤白，甚则呕吐，膈咽不通。

五子、五午年，是少阴君火之气所胜，火气大来，则心火亢盛，肺气受克。易病心下热，善饥，脐下反动，呕逆，躁烦，腹满痛，溏泄。

五丑、五未年，是太阴湿土之气所胜，湿气大来，则脾气壅塞，肾水受克。易病疮疡于中，流散于外，病在胠胁，甚则心痛，热格，头痛，喉痹，项强，湿气内郁，寒迫下焦，痛留顶，互引眉间，胃满，少腹满，腰脽强，内不便，善注泻，足下温，头重足轻，跗肿，饮发于中，浮肿于上。

五寅、五申年，是少阳相火之气所胜，热气大来，则肝胆火盛，肺气受克。易病烦心，心痛，目赤，欲呕，呕酸，善饥，耳痛，溺赤，善惊，谵妄，暴热，销灼，少腹痛，下沃赤白。

五辰、五戌年，是太阳寒水之气所胜，寒气大来，则寒闭火郁，心气受克。易病痔，疟，胃寒，心痛，阴中生疮，阴曲不利，互引阴股，筋肉拘苛，血脉凝塞，络满色变，或为血泄，皮肤痞满，腹满食减，热反上行，头、项、囟、顶、脑户中痛，目如脱、寒入下焦，传为濡泄。

2．六气之复的病变

厥阴之复，则肝气冲逆，易病少腹坚满，里急，暴痛，厥心痛，汗发，呕吐，饮食不入，入而复出，筋骨掉眩，清厥，克于脾则食痹而吐。

少阴之复，则火气燔灼，易病懊热内作，烦躁，鼽，嚏，少腹绞痛，嗌燥，二便不禁，咳，皮肤痛，暴瘖，心痛，郁冒不知人，洒淅恶寒，振慄，谵妄，寒已而热，渴而欲饮，少气，骨痿，隔肠不便，外为浮肿，哕，噫，痱疹，疮，疡，痈，疽，痤，痔，甚则克肺，咳而鼻渊。

太阴之复，则湿壅土阜，易病体重，中满，饮食不化，阴气上厥，胸中不便，饮发于中，咳喘有声，头顶痛重，掉，瘛，呕，情绪消沉，唾吐清液，甚则克害于肾，泄泻，遗尿，滑精不止。

少阳之复，则火热炽烈，易病瘛，咳，衄，心热，烦躁，便数，憎风，厥气上行，面如浮埃，目疭瘛，口糜，焦槁，渴饮水浆，色变黄赤，少气，脉痿，化而为水，传为胕肿，甚则灼肺，咳而血泄。

阳明之复，则燥气弥漫，易病胠胁燥痛，善太息，甚则心痛，痞满，腹胀而泄，呕苦，咳，哕，烦，病头痛，甚则克肝，发为惊骇，筋挛。

太阳之复，寒气凌侵，易病心胃寒痛，胸膈不利，心痛痞满，头痛善悲，时眩仆，食减，腰脽反痛，屈伸不利，少腹控睾，引腰脊，上冲心，唾出清水，哕，噫，甚则凌犯心气，而为善忘喜悲。

（六）六气各步（各时间段）易见疾病

前边已经说过，六气，其实就是一年中六个不同的时间段。初之气，就是大寒至春分这段时间；二之气，就是春分至小满这段时间；三之气，就是小满至大暑这段时间；四之气，就是大暑至秋分这段时间；五之气，就是秋分至小雪这段时间；六之气也即终之气，就是小雪至大寒这段时间。各时间段易发的疾病情况如下。

1. 五辰五戌太阳司天之年

五辰之年，即甲辰、丙辰、戊辰、庚辰、壬辰年；五戌之年，即甲戌、丙戌、戊戌、庚戌、壬戌年。

初之气，易病身热，头痛，呕吐，肌腠疮疡；二之气，易病气郁中满；三之气，易病寒，热中，痈疽，注下；四之气，易病大热，少气，肌肉痿，足痿，注下赤白；五之气、终之气因气候平稳，一般很少发病。

2. 五卯五酉阳明司天之年

五卯之年，即乙卯、丁卯、己卯、辛卯、癸卯年；五酉之年，即乙酉、丁酉、己酉、辛酉、癸酉年。

初之气，易病中热，胀，面目浮肿，善眠，鼽，衄，嚏，欠，呕，小便黄赤，甚则淋；二之气，易病疫疠流行，善暴死；三之气，易病寒热发虐；四之气，易病振栗，谵妄，暴仆，少气，嗌干引饮，心痛，痈疽疮疡，疟寒，骨痿，便血；五之气，终之气，偶有温热病发生。

3. 五寅五申少阳司天之年

五寅之年，即甲寅、丙寅、戊寅、庚寅、壬寅年；五申之年，即甲申、丙申、戊申、庚申、壬申年。

初之气，易病温病，血溢，目赤，咳逆，头痛，血崩，腹满，肤腠中疮；二之气，易病热郁于上，咳逆，呕吐，疮发于中，胸嗌不利，头痛，身热，昏聩，脓疮；三之气，易病热伤于中，聋，瞑，血溢，脓疮，咳，呕，鼽，衄，嚏，欠，痹，目赤，善暴死；四之气，易病腹满，身重；五之气，很少发病；终之气，易病心痛，关闭不禁。

4. 五丑五未太阴司天之年

五丑之年，即乙丑、丁丑、己丑、辛丑、癸丑年；五未之年，即乙未、丁未、己未、辛未、癸未年。

初之气，易病血溢，筋络拘强，关节不利，身重，筋痿；二之气，易病瘟疫流行，远近咸若；三之气，易病身重，跗肿，胸腹满；四之气，易病腠理热，血暴溢，疟，心腹痛热，胕胀，甚则跗肿；五之气，易病皮腠之疾；终之气，易病关节、筋骨、腰椎痛。

5. 五子五午少阴司天之年

五子之年，即甲子、丙子、戊子、庚子、壬子年；五午之年，即甲午、丙午、戊午、庚午、壬午年。

初之气，易病关节、筋骨、腰脽痛，外生疮疡；二之气，易病淋病，目瞑，目赤，上焦烦热；三之气，易病气厥，心痛，寒热更作，咳喘，目赤；四之气，易病寒热，嗌干，黄疸，衄，疟，饮发；五之气，易病温热病；终之气，易病火格于上，肿于上，咳，喘，甚则血溢，皮肤病，胁连少腹寒中。

6. 五巳五亥厥阴司天之年

五巳之年，即乙巳、丁巳、己巳、辛巳、癸巳年；五亥之年，即乙亥、丁亥、己亥、辛亥、癸亥年。

初之气，易病人体右下侧受寒之病；二之气，易病热郁于体内之病；三之气，易病流泪，耳鸣，掉眩；四之气，易病黄疸，跗肿；五之气，易病寒邪侵体而痛；终之气，易病温疠之疾。

（七）标本中气从化之病

六气致病，相当复杂。前边所述六气的太过、不及、胜气、复气等，在治病过程中的作用是一个方面；而这里所讲的标、本、中气、从化问题，则是对致病作用的另一个方面。

标本中气的从化，是以阴阳六气理论，说明人与天地形气相感的另一规律，并运用这一规律来指导对疾病的诊断与治疗。什么是标本中气呢？《素问·六微旨大论》说："少阳之上，火气治之，中见厥阴；阳明之上，燥气治之，中见太阴；太阳之上，寒气治之，中见少阴；厥阴之上，风气治之，中见少阳；少阴之上，热气治之，中见太阳；太阴之上，湿气治之，中见阳明。所谓本也，本之下，中之见也，见之下，气之标也。本标不同，气应异象。"

这就是说，风、热、湿、燥、寒、火天之六气，在上而为本；少阳、太阳、阳明、少阴、太阴、厥阴之三阳三阴，在下而为标；而与在下的标气相为表里的，则为中气。本气之下，就是中气，中气之下，就是标气。标本中气各有阴阳寒热之不同，人生存在气交之中，必然会受到他的影响，感而为病者，往往有之。

六气的标、本、中气既各具性质，各有区别，又有一种相互从化的关系，那他们是怎样从化的呢？《易·文言》说："同声相应，同气相求，水流湿，火就燥，云从龙，风从虎，本乎天者亲乎上，本乎地者亲乎下，则各从其类也。"六气的标本中气从化也不能超越这一规律。所以《素问·至真要大论》说："六气标本所从不同奈何？岐伯曰：气有从本者，有从标者，有不从标本者也。帝曰：愿卒闻之。岐伯曰：少阳、太阴从本，少阴、太阳从本从标，阳明、厥阴不从标本，从乎中也。故从本者，化生于本，从标本者，有标本之化，从中者，以中气为化也。"

风、热、燥、湿、寒、火之间标本不同，所以从化也不同。按照"各从其类"的规律，少阳、太阴二气之所以从本而化者，是因少阳本火而标阳，中气是厥阴风木（木生火）；太阴本湿而标阴，中气是阳明燥金（燥从湿化）。二者都属于标本同气，所以都从本而化。

少阴、太阳二气之所以从本从标化者，是因少阴本热而标阴，中气是太阳寒水；太阳本寒而标阳，中气是少阴君火。二者都是标本异气，中气和标本之气，有水火阴阳截然相反之象，气不同则化不从，故标本中气都不能同随一而化，而只有或从本化，或从标化这两种可能了。

阳明、厥阴二气之所以既不从本，也不从标，而从中化者，是因为阳明虽本燥标阳，但燥从湿化，厥阴虽本风标阴但木能生火，所以就都从中而化了。

少阳从本化火，易发火淫所胜而引起的热性疾病。

太阴从本化湿，易发湿淫而引起的水肿濡泄之类的疾病。

少阴既可从标化寒，也可从本化热。所以，既易发阴胜阳虚的寒性疾病，也易发阳热亢盛的热性疾病。

太阳既可从本化热，也可从标化寒。所以，与少阴一样既易发热性病，也易发寒性病。

阳明从中化湿，故易发湿淫为患的疾病。

厥阴从中化火，故易发火淫为患的疾病。

五、应用于疾病的治疗

运气学说对疾病的治疗具有非常重要的意义，《素问·至真要大论》说："谨守病机，各司其属，有者求之，无者求之，盛者责之，虚者责之。必先五胜，疏其血气，令其条达，而致和平。"

《素问·五常政大论》说："必先岁气，无伐天和。无盛盛，无虚虚，而遗人夭殃；无致邪，无失正，绝人长命。"就是要求我们在对疾病的治疗中，必须要把"五胜""岁气"等因素考虑进去，根据运气的胜、复、淫、治等特点，制定治疗原则，或遣方用药，或针推按摩，才能无盛盛，无虚虚，确保获到理想的治疗效果

（一）六气司天、在泉所致疾病的治疗

1. 六气司天所致疾病的治疗

《素问·至真要大论》说："司天之气，风淫所胜，平以辛凉，佐以苦甘，以甘缓之，以酸泻之。热淫所胜，平以咸寒，佐以苦甘，以

酸收之。湿淫所胜，平以苦热，佐以酸辛，以苦燥之，以淡泄之，湿上甚而热，治以苦温，佐以甘平，以汗为故而止。火淫所胜，平以酸冷，佐以苦甘，以酸收之，以苦发之，以酸复之，热淫同。燥淫所胜，平以苦湿，佐以酸辛，以苦下之。寒淫所胜，平以辛热，佐以甘苦，以咸泻之。"

若风淫于下，则肝气横逆脾胃受克，治疗要以辛凉之剂为主，以平肝凉肝，散肝之郁，佐以苦味甘味药以健脾燥湿，再以甘味药缓肝之急，酸味药泄肝敛肝。

若热淫于下，则心火亢盛，肺气受克，治疗要以咸寒之剂为主，以软坚泻火，佐用苦味、甘味药以泻心而保肺，再用酸味药敛气而化阴。

若湿淫于下，则脾胃壅塞而肾气受克，治疗要以味苦性热之剂为主，以蒸化祛湿，佐用辛酸之药散湿敛肝，再用淡渗药加强祛湿作用。若湿郁化火，则以苦温甘辛药解表发汗以散火祛湿。

若火淫于下，则肝胆火盛而肺气受克，治疗要以味酸性冷之剂为主，以泻火敛肝，平抑肝胆之气，佐用苦味辅助泻火而坚阴，甘味药益气生津而保肺。

若燥淫于下，则津伤燥结而肝胆受克，治疗要以味苦性润之剂为主，以下其燥结，润其枯燥，佐用酸味辛味药生津润燥以补益肝胆。

若寒淫于下，则寒气凛冽而克伤心火，治疗要以味辛性热之剂为主，以驱散寒邪，佐用苦味药泻郁坚阴，甘味药益气扶正，再用咸味药荡泻郁热。

2. 六气在泉所致疾病的治疗

《素问·至真要大论》说："诸气在泉，风淫于内，治以辛凉，佐以苦，以甘缓之，以辛散之。热淫于内，治以咸寒，佐以甘苦，以酸收之，以苦发之。湿淫于内，治以苦热，佐以酸淡，以苦燥之，以淡泄之。火淫于内，治以咸冷，佐以苦辛，以酸收之，以苦发之。燥淫于内，治以苦温，佐以甘辛，以苦下之。寒淫于内，治以甘热，佐以苦辛，以咸泻之，以辛润之，以苦坚之。"

由于风而致的肝脾病变，治疗要以辛凉药为主，散肝气之郁，泄肝郁之热，佐用苦味药泻肝之邪，再用甘味药缓肝之急，补脾之虚。

由于热而致的心肺病变，治疗要以咸寒药为主，清泄心肺之热，佐用甘味药、苦味药，以加强泄热的作用，并配用酸味药收敛心肺之津气。

由于湿而致的脾肾病变，治疗要以苦味热性药为主，蒸化其水湿，佐用酸味药以防肝逆乘脾，用淡味药协助苦热药以淡渗利水。

由于火而致的心肺病变，治疗要以味咸性冷药为主，清热泻火，佐用苦辛药以发泄驱散心肺之火热，并用酸味药收敛涣散之气。

由于燥而致的肺肝病变，治疗要以味苦性温药为主，下其燥结，佐用甘辛之药益气润燥。

由于寒而致的心肾病变，治疗要以味甘性热药为主，以温阳益火，佐以苦泄辛散药坚阴散寒，并用咸味药软坚泄邪。

为便于临床应用，兹将逐年运气司天在泉用药法开列于下。

（1）子午年：少阴司天，热淫所胜，平以咸寒，佐以苦甘，以酸收之，热化于天，寒反胜之，治以甘温，佐以苦酸辛。

阳明在泉，燥淫于内，治以苦温，佐以甘辛，以苦下之；燥司于地，热反胜之，治以平寒，佐以苦甘，以酸平之，以和为利。

（2）丑未年：太阴司天，湿淫所胜，平以苦热，佐以酸辛，以苦燥之，以淡泄之；湿化于天，热反胜之，治以苦寒，佐以苦酸。

太阳在泉，寒淫于内，治以甘热，佐以苦辛，以咸泻之，以辛润之，以苦坚之；寒司于地，热反胜之，治以咸冷，佐以甘辛，以苦平之。

（3）寅申年：少阳司天，火淫所胜，平以酸冷，佐以苦甘，以酸收之，以苦发之，以酸复之；火化于天，寒反胜之，治以甘热，佐以苦辛。

厥阴在泉，风淫于内，治以辛凉，佐以苦，以甘缓之，以辛散之；风司于地，清反胜之，治以酸温，佐以苦甘，以辛平之。

（4）卯酉年：阳明司天，燥淫所胜，平以苦湿，佐以酸辛，以苦下之；燥化于天，热反胜之，治以辛凉，佐以苦甘。

少阴在泉，热淫于内，治以咸寒，佐以甘苦，以酸收之，以苦发之；热司于地，寒反胜之，治以甘热，佐以苦辛，以咸平之。

（5）辰戌年：太阳司天，寒淫所胜，平以辛热，佐以甘苦，以咸泻之；寒化于天，热反胜之，治以咸冷，佐以苦辛。

太阴在泉，湿淫于内，治以苦热，佐以酸淡，以苦燥之，以淡泄之；湿司于地，热反胜之，治以苦冷，佐以咸甘，以苦平之。

（6）巳亥年：厥阴司天，风淫所胜，平以辛凉，佐以苦甘，以甘缓之，以酸泻之；风化于天，清反胜之，治以酸温，佐以甘苦。

少阳在泉，火淫于内，治以咸凉，佐以苦辛，以酸收之，以苦发之；火司于地，寒反胜之，治以甘热，佐以苦辛，以咸平之，以和为利。

（二）六气胜气复气所致疾病的治疗

《素问·至真要大论》说："治诸胜复，寒者热之，热者寒之，温者清之，清者温之，散者收之，抑者散之，燥者润之，急者缓之，坚者耎之，脆者坚之，衰者补之，强者泻之。各安其气，必清必静，则病气衰去，归其所宗，此治之大体也。"

1．胜气所致疾病的治疗

对于胜气所致疾病的治疗，是先泻不胜己者，以通其道，后泻所胜之气，使其退避。

《素问·至真要大论》："厥阴之胜，治以甘清，佐以苦辛，以酸收之。少阴之胜，治以辛寒，佐以苦咸，以甘泻之。太阴之胜，治以咸热，佐以辛甘，以苦泻之。少阳之胜，治以辛寒，佐以甘咸，以甘泻之。阳明之胜，治以酸温，佐以辛甘，以苦泻之。太阳之胜，治以甘热，佐以辛酸，以咸泻之。"

厥阴风木之胜，则脾胃受克易于发病。治疗上，先用苦味清凉之剂泻脾胃壅塞之气，佐用苦泻辛散药疏泻肝木过盛之气，再用酸味药收敛横逆之木气。

少阴热气之胜，则肺金受克易于发病。治疗上，先用辛散寒凉之剂清肃肺气，佐用苦咸药软坚泻热，再用甘味药泻其过盛之火气。

太阴湿气之胜，则肾气受克易于发病。治疗上，先用味咸性热之剂祛其水湿之邪，佐用辛甘温热药驱散太阴之寒湿，再用苦味药泻去湿气郁滞。

少阳火气之胜，则肺金受克易于发病。治疗上，先用辛散寒凉之剂清泻肺火，佐用甘咸之剂润燥软坚，再用甘味药泻少阳之火。

太阳寒水之胜，则心火受克易于发病。治疗上，先用甘热之剂驱散寒气，佐用辛酸药散寒敛津，再用咸味药荡泻郁热。

2．复气所致疾病的治疗

复气，即报复之气。报复之气来自被克者的子气，叫子气来复。

如厥阴风木之胜，则克土，而土之子"金"，起而报复之（金克木，子为母复仇也）就是子气来复。子气来复，其势盛猛，其为病也，多属邪实，故治疗当以祛邪为主，邪去则正安。

《素问·至真要大论》说："厥阴之复，治以酸寒，佐以甘辛，以酸泻之，以肝缓之。少阴之复，治以咸寒，佐以苦辛，以甘泻之，以酸收之，辛苦发之，以咸软之。太阴之复，治以苦热，佐以酸辛，以苦泻之，燥之泄之。少阳之复，治以咸冷，佐以苦辛，以咸软之，以酸收之，辛苦发之，发不远热，无犯温凉，少阴同法。阳明之复，治以辛温，佐以苦甘，以苦泻之，以苦下之，以酸补之。太阳之复，治以咸热，佐以甘辛，以苦坚之。"

厥阴之气来复时，风木倍盛，肝气横逆而为病，治用酸寒之剂敛肝泻肝，佐用辛味药伐肝，再用甘味药缓肝之急。

少阴之气来复时，火热倍盛，心火亢盛而为病，治用咸寒之剂涌泻心火，佐用苦辛发散郁热，再用甘味药泄心气，以酸味药收敛心气。

太阴之复，湿土之气倍盛，脾气壅塞而为病，治用苦热之剂燥湿运脾，佐用酸辛之剂疏泻肝气，重用苦味药泻脾燥湿。

少阳之复，火热倍盛胆气郁逆而为病，治用咸冷泻泄胆火，佐用苦辛发散火热，再用酸味药收敛横逆之胆气。

阳明之复，燥气倍盛，肺气逆而不降，治用辛温之剂宣肺肃肺，佐用苦甘润燥下泻，再用酸味药收敛肺气。

太阳之复，寒气倍盛，治用咸热之剂温补元阳，佐以甘辛温阳散寒，再用苦药坚阴益阴。

另外，对于六气主岁发病的治疗，《内经》还提出了"少阳之主，先甘后咸；阳明之主，先辛后酸；太阳之主，先咸后苦；厥阴之主，先酸后辛；少阴之主，先甘后咸；太阴之主，先苦后甘"。这段经文的意思是说，不管何气主岁，发病后在治疗上都要遵循先泻后补的原则，即先去其邪，后扶其正。

六、具体运用中的操作方法

运气学在实际应用中，首先要解决的问题是对运气关系的分析，即对大运、主运、客运三者之间关系的分析；对主气、客气加临后关系的分析；对运和气之间化属关系的分析。掌握了以上这些知识与方法后，运用起来就可以得心应手了。

如何在生活及临床中熟练运用，这也是一个亟待解决的重要问题。比如有一个人来让我们看病，或者让我们帮他制订一个养生方案，你将如何入手或从哪里入手呢？你怎样能很快知道各年运气情况呢？经曰："先立其年，以知其气，然后可以言逆顺死生。"

（一）测体质看流年

对于运气具体运用方面，我们应特别注意下面两个问题。

1. 从生年运气状态，看其人体质状况。

比如有一位张先生，出生于 1954 年 6 月 15 日。我们推出他出生的年份是甲午年，其年大运是太宫土运，少阴君火司天，阳明燥金在泉，出生的月份在三之气（主气少阳相火，客气少阴君火），则知他大概属于湿热瘀滞性体质（敦阜型体质）。

2. 从流年运气状态，看对其人体质（或疾病）的影响。

假设还是这位张先生，于 2010 年 7 月 15 日因腹痛泄泻而来就诊。2010 年是流年庚寅，大运太商金运，少阳相火司天，厥阴风木在泉，病发于四之气（主气太阴湿土，客气阳明燥金），则知他可能因感受湿浊而发病。

这里还要解决一个问题，即我们如何能很快知道来人出生年份的干支与运气情况。

（二）掌上定干支

掌上定位歌

掌上定干支，子位定年份，隔位走十年，顺退逆为进，年号看末位，运气即在心。

（1）掌上定干支：一是先将十二支在掌上定位，即将右手环指根节定为子，然后顺时针旋转，则中指根节定为丑，示指根节定为寅，示指二节定为卯，示指三节定为辰，示指末节即示指尖定为巳，中指末节即中指尖定为午，环指末节即无名指尖定为未，小指末节即小指尖定为申，小指第三节定为酉，小指第二节定为戌，小指根节定为亥。二是于子位起甲，依次顺时针推，即甲子，乙丑，丙寅，丁卯……一直到癸亥为一周。

（2）子位定年份：即将一个年份定于环指根节的"子"上，这个年份，最远可定为 1900 年（因 1900 年以前生的人现在已基本没有了），最近则定为 1960 年。若顺时针推，每隔一位是十年，则寅位为 1950 年，辰位为 1940 年；若逆时针推，也是每隔一位是十年，则戌位为 1970 年，申位为 1980 年。

（3）隔位走十年：即从子往前或往后，每隔一位地支便相差十年。如把子位定为1960年，往前隔过丑到寅则是1950年，若往后隔过亥到戌则是1970年。

（4）顺退逆为进：顺即顺时针，逆即逆时针。顺时针往前推，则年数往回倒退，如从子进到寅、进到辰、进到午等顺时针往前走，则年数反倒退为60年、50年、40年等；若逆时针往后倒，则年数反往前进，如从子倒到戌、倒到申、倒到午等逆时针往后退，则年数反前进为1970年、1980年、1990年等。

（5）年号看末位：即以公元纪年最后一位数定大运。某年是某运，记起来确不容易，若去查万年历也很费时费事，但你只要记住这样一个歌诀，就可在眨眼间迅速推知任何一年的大运。

零五金运一六水，二七木运三八火，逢四逢九必土运，流年尾数无错讹。

以上所讲流年尾数，是指公元纪年的最后一个数。

如1920年，最后一个数是"0"，1892年，最后一个数是"2"等。

凡公元纪年的最后一个数是"0"或"5"的，其年的大运就是金运。

凡公元纪年的最后一个数是"1"或"6"的，其年的大运就是水运。

凡公元纪年的最后一个数是"2"或"7"的，其年的大运就是木运。

凡公元纪年的最后一个数是"3"或"8"的，其年的大运就是火运。

凡公元纪年的最后一个数是"4"或"9"的，其年的大运就是土运。

（6）运气即在心：熟记每年司天在泉之气，即子午少阴君火天，阳明燥金为在泉。丑未太阴天湿土，太阳在下泉水寒。寅申少阳必相火，厥阴风木泉下见。卯酉阳明燥金司，泉下少阴君火燃。辰戌天寒太阳水，太阴湿土泉下安。巳亥厥阴为风木，少阳相火地里边。

（三）干支配合知运气

掌握了以上方法后，再注意干支的阴阳配合，即阳干配阳支，阴干配阴支，这样就可以迅速推知某年是何运气了。比如某人是 1949 年七月生，按照上述逢 "4" 逢 "9" 是土运，则其年天干非甲即己。究竟是甲还是己，这就要看其年地支是阴支还是阳支了。从寅位 50 年倒退一年，是 "丑" 位，就是 49 年，那 49 年 "丑" 位上的天干必然是己，这就是说 49 年就是己丑年。知道了己丑年，则其年的运和司天在泉之气就知道了。

（四）掌握气运所化生成数与灾宫所在

记住以下歌诀，就可很快知道其年的气运所化生成数和灾宫之所在了。

五运生成数：甲丙戊庚壬成数，乙丁己辛癸生数。

司天生成数：庚逢辰戌乙卯酉，土常以生未和丑。

子午寅申庚戊成，巳亥乙癸成数求。

在泉生成数：子午司天卯酉泉，甲丙壬生庚戊成。

丑未司天辰戌泉，丁己辛癸生乙成。

寅申司天巳亥泉，丙戊庚生甲壬成。

卯酉司天子午泉，乙癸生丁己辛成。

辰戌司天丑未泉，只见生数不见成。

巳亥司天寅申泉，乙癸生丁己辛成。

生数者气运较弱，对自然万物及人的影响较小；成数者气运较强，其影响力较大。

五运之五化：丁癸卯酉从燥化，其余金运清化同。

甲戊辰戌乙丑未，六年湿化要记清。

其余土运皆雨化，水运寒化木运风。

火运火化癸丑未，阳干寅申阴巳亥。

其余年份从热化，看其所化定病灾。

所化不同，则五运盛衰强弱程度不同。除木运从风化，水运从寒化之外，火运、土运、金运所化皆有差异，火运有热化和火化之不同，土运有湿化和雨化之不同，金运有清化和燥化之不同。

灾宫所在数：乙灾七宫丁灾三，己五辛一癸灾九。

灾宫所在即病之所起处。

第8章 逐年运气交司时刻客主加临主病治疗

一、五运交司时刻歌

五运交司时刻记起来很麻烦，也很难记，但其中却有一定规律可循，学者先宜熟悉其交接规律，然后再熟记以下歌诀，在具体应用时就能流水无碍了。

> **五运交司时刻歌**
>
> 五运交司随天令，客主相从辨衰胜。
>
> 初运大寒二春分，三芒四处五立冬。
>
> 当日十三十七四[1]，需从节后数时光。
>
> 交接时辰是如何，三合局中自分明[2]。
>
> 水火头冲尾相同[3]，木金头同尾相冲[4]。
>
> 依次顺推且莫乱[5]，尾单头身皆成双[6]。

【说明】

（1）"当日十三十七四"：指初运在大寒当日交运，二运在春分后十三日交运，三运在芒种后十日交运，四运在处暑后七日交运，五运在立冬后四日交运。

（2）"三合局中自分明"：三合局，即寅午戌合为火局，申子辰合为水局，巳酉丑合为金局，亥卯未合为木局。

（3）"水火头冲尾相同"：水火，指申子辰水局和寅午戌火局；头，指三合局中的第一个地支，如寅午戌中的寅；尾，指三合局中的第三个也就是最后一个地支，如寅午戌中的戌；冲，指十二支中的六冲，如寅与申冲、卯与酉冲等；同，是指同一个地支，如戌与戌同、辰与辰同等。这句话的意思是：申子辰三年，初运交运时辰都是与合局的第一个字"申"相冲的"寅"，最后第五运（尾）的交运时辰都是和合局的末一个字"辰"相同的"辰"。

（4）"木金头同尾相冲"：木金，指亥卯未木局和巳酉丑金局；"头、尾、冲、同"义同上。这句话的意思是：亥卯未三年，初运交运的时辰都是与合局的第一个字"亥"相同的"亥"，最后第五运（尾）的交运时辰都是和合局的末一个字"未"相冲的"丑"。

（5）"依次顺推且莫乱"：依次顺推，指交运时辰在应用时，要按十二时辰的顺时针方向推排，即按"子—丑—寅—卯—辰—巳—午—未—申—酉—戌—亥"的顺序排列应用。

（6）"尾单头身皆成双"：尾，义同上；头，指初运和二运为头；身，指三运和四运为身。尾单，指合局中最末一个时辰只用一次，如每年第五运的时辰都只出现一次；头身皆成双，指一个时辰连续出现两次，如寅午戌年初运和二运都是申，三运和四运都是酉；亥卯未年初运和二运都是亥，三运和四运都是子等。

二、六气交司时刻歌

　　甲子六十年，客气随主气而交司，要记忆逐年逐气的交司时间，就像五运一样也很不容易，但其中也有一定的规律可循，现将其中的规律编为歌诀。学者宜仔细揣摩，待掌握了这个规律以后，只将歌诀烂熟在心，就可很容易地掌握其交司时刻了。

> ### 六气交司时刻表
>
> 六气分作六步交，节气只记大分小[1]。
>
> 时辰先初而后正[2]，逆次倒推方见巧。
>
> 水火二局头相冲，金木头同莫乱套[3]。
>
> 初二相隔三相连[4]，隔幺相连又隔幺[5]。
>
> 申子辰年寅子亥，酉申到午要记牢[6]。
>
> 巳酉丑年巳卯寅，子亥到酉戌去掉。
>
> 寅午戌年申午巳，卯寅接子喜眉梢。
>
> 亥卯未年亥酉申，往下便是午巳卯。

【说明】

　　（1）"节气只记大分小"：大，即大寒、大暑；分，即春分、秋分；小，即小满、小雪。

　　（2）"时辰先初而后正"：即初之气、三之气、五之气，皆始、终于时辰之初，而二之气、四之气、六（终）之气，皆始、终于时辰正。

　　（3）"水火二局头相冲，金木头同莫乱套"：水火、金木，指五行的三合局；头相冲，头同，指五行三合局中的第一个时辰或相冲或相同，参五运歌。

（4）"初二相隔三相连"：指初之气和二之气隔一个时辰，而二之气和三之气则时辰是相连的。见下解释。

（5）"隔幺相连又隔幺"：指三之气到四之气相隔一个时辰，四之气和五之气时辰是相连的，而五之气和六之气则又相隔一个时辰。

（6）"申子辰年寅子亥，酉申到午要记牢"：即对上述方法的具体应用，如申子辰这三年，初之气交于与申相冲的寅，二之气从寅倒推，隔过丑而交于子，三之气则仍倒推，交于和子相连的亥，四之气仍倒推，交于从亥隔过戌的酉，五之气仍倒推，交于和酉紧相连的申，六之气即终之气仍倒推，交于从申隔过未的午。以下各年类推。

三、逐年运气交司时刻客主加临及主病与治疗表

见下页。

甲 子 年

五运

中运：土运大过

客运	主运	交司时间
太宫	太角	癸亥年大寒日黄初交初运
少商	少徵	春分后十三日黄正一刻交二运
太羽	太宫	芒种后十日卯初二刻交三运
少角	少商	处暑后七日卯正三刻交四运
太徵	太羽	立冬后四日辰初四刻交五运

节气（月建）：大寒（乙丑）、立春（正月丙寅）、雨水、惊蛰（二月丁卯）、春分、清明（三月戊辰）、谷雨、立夏（四月己巳）、小满、芒种（五月庚午）、夏至、小暑（六月辛未）、大暑、立秋（七月壬申）、处暑、白露（八月癸酉）、秋分、寒露（九月甲戌）、霜降、立冬（十月乙亥）、小雪、大雪（冬月丙子）、冬至、小寒（腊月）

六气

客主加临	交司时间	主气	客气	病证	治法
初气泉左：主气风木、客气寒水	始于癸亥年大寒日寅初，终于本年立春日子初	厥阴风木	太阳寒水	关节禁锢，腰椎痛，内外疮疡	上咸寒，中苦热，下酸热（《六元正纪大论》）。热淫所胜，平以咸寒，佐以苦甘，以酸收之；热淫于内，治以咸寒，佐以苦辛，以苦下之（《至真要大论》）
二之天右：主气君火、客气风木	始于春分日子正，终于小满日戌正	少阴君火	厥阴风木	目赤目瞑，上热下淋（司天）	
三之气：主气相火、客气君火	始于小满日亥初，终于大暑日酉初	少阳相火	少阴君火	气厥心痛，寒热更作，咳喘目赤	
四之气：主气湿土、客气湿土	始于大暑日酉正，终于秋分日未正	太阴湿土	太阴湿土	寒热嗌干，黄疸鼽衄（温热病）	
五之气：主气燥金、客气相火	始于秋分日申初，终于小雪日午初	阳明燥金	少阳相火	温热病	
终之气在泉：主气寒水、客气燥金	始于小雪日午正，终于大寒日辰正	太阳寒水	阳明燥金	上肿眦疡，咳喘甚则血溢，寒厥入胃心痛	

163

乙 丑 年

五运：中运	五运：客运	五运：主运	五运：交司时间	节气	月建	节气	六气：交司时间	六气（客主加临）	主气	客气	病证	治法
金运不及	少商	太角	甲子年大寒日巳时初交初运	大寒 立春 雨水 惊蛰	丁丑 正月戊寅 二月己卯	大寒 立春 雨水 惊蛰	初之气 泉之左 始于甲子年大寒日巳初，终于本年春分日卯初	主气加临	厥阴风木	厥阴风木	血溢、筋络拘强、关节不利、身重筋萎	上苦热，中甘和，下甘正（《六元正纪大论》）。
	太羽	少徵	春分后十三日巳正一刻交二运	春分 清明 谷雨 立夏	三月庚辰 四月辛巳	春分 清明 谷雨 立夏	二之气 天右 始于春分日卯正，终于小满日丑正		少阴君火	少阳君火	温疠大行，远近咸若	热淫所胜，平以苦寒，佐以苦酸，以酸收之，以苦发之
	少角	太宫	芒种后十日午初二刻交三运	小满 芒种 夏至 小暑	辛巳 五月壬午 六月癸未	小满 芒种 夏至 小暑	三之气 司天 始于小满日寅初，终于大暑日子初		少阳相火	太阴湿土	寒湿外感，身重胕肿，胸腹腹满	湿淫所胜，平以苦热，佐以酸辛，以苦燥之，以淡泄之
	太徵	少商	处暑后七日午正三刻交四运	大暑 立秋 处暑 白露	七月甲申 八月乙酉	大暑 立秋 处暑 白露	四之气 天左 始于大暑日子正，终于秋分日戌正		太阴湿土	少阳相火	肌热、血暴溢虐、心腹满满热、腹胀甚则胕肿	温淫于内，治以苦温，佐以甘辛，以苦发之
	少宫	太羽	立冬后四日辰初四刻交五运	秋分 寒露 霜降 立冬	九月丙戌 十月丁亥	秋分 寒露 霜降 立冬	五之气 泉右 始于秋分日亥初，终于小雪日酉初		阳明燥金	阳明燥金	病皮腠	热，治以咸寒，佐以甘辛，以苦泻之
				小雪 大雪 冬至 小寒	冬月戊子 腊月己丑	小雪 大雪 冬至 小寒	终之气 在泉 始于小雪日酉正，终于大寒日未正		太阳寒水	太阳寒水	寒邪外感，关节禁锢、腰椎痛	寒淫于内，治以甘热，佐以苦辛，以咸泻之，以辛润之，以苦坚之（《至真要大论》）

丙寅年

五运				节气	月建	节气	六气				病证	治法
中运	主运	客运	交司时间				交司时间	客主加临	主气	客气		
水运太过	太角	太羽	乙丑年大寒日申初交初运	大寒 立春 雨水 惊蛰	己丑 正月庚寅 二月辛卯	大寒 立春 雨水 惊蛰	始于乙丑年大寒日申时初，终于本年春分日午时初	初之气泉左	厥阴风木	少阴君火	温病流行，气郁于上，咳逆头痛，血溢目赤，血崩胁满，肤腠生疮	上咸寒，中咸热，下酸正热（《六元正纪大论》）。中淫所胜，平以咸寒，佐以苦甘，以酸收之；热淫于内，治以咸寒，佐以甘苦，以酸收之，以苦发之（《至真要大论》）
	少徵	少角	春分后十三日申正一刻交二运	春分 清明 谷雨 立夏	三月壬辰 四月癸巳	春分 清明 谷雨 立夏	始于春分日午时正，终于小满日辰时正	二之气天右	少阴君火	太阴湿土	热郁于上，咳逆呕吐，胸嗌不利，头痛身热，昏愦脓疮	
	太宫	太徵	芒种后十日酉初二刻交三运	小满 芒种 夏至 小暑	五月甲午 六月乙未	小满 芒种 夏至 小暑	始于小满日巳时初，终于大暑日卯时初	三之气司天	少阳相火	少阳相火	热中聋鸣，血溢脓疡，衄蔑渴呕，咳嚏欠呕大，喉痹目赤暴死	
	少商	少宫	处暑后七日酉正三刻交四运	大暑 立秋 处暑 白露	七月丙申 八月丁酉	大暑 立秋 处暑 白露	始于大暑日卯时正，终于秋分日丑时正	四之气天左	太阴湿土	阳明燥金	满身重	
	太羽	太商	立冬后四日戌初四刻交五运	秋分 寒露 霜降 立冬	九月戊戌 十月己亥	秋分 寒露 霜降 立冬	始于秋分日寅时初，终于小雪日子时初	五之气泉右	阳明燥金	太阳寒水		
				小雪 大雪 冬至 小寒	冬月庚子 腊月	小雪 大雪 冬至 小寒	始于小雪日子时正，终于大寒日戌时正	终之气在泉	太阳寒水	厥阴风木	关闭不禁心痛咳	

丁 卯 年

五运				节气	月建	节气	六气				病证	治法
中运	客运	主运	交司时间	节气	月建	节气	交司时间	客主加临（主气加临左 / 客主泉左）	主气	客气		
木运不及	少角	少角	丙寅年大寒日亥初交初运	大寒	辛丑月	大寒	初之气　始于丙寅年大寒日亥初，终于本年春分日亥初	主气风木泉左　客气泉左	厥阴风木	太阴湿土	中热胀，面目浮肿，勤呕噫欠，小便黄赤，甚则淋	上咸寒，中辛温，下辛正（《六元正纪大论》)。
				立春	正月	立春						上咸寒，中辛温，燥淫所胜，平以苦湿，左以苦酸下之，热淫于内，治以咸寒，佐以甘苦，以酸收之，以苦发之（《至真要大论》)
				雨水	壬寅月	雨水						
				惊蛰	二月	惊蛰						
	太徵	太徵	春分后十三日亥正一刻交二运	春分	癸卯月	春分	二之气　始于春分日酉正，终于小满日未时正	主气君火　客气相火天右	少阴君火	少阳相火	疫疠暴死	
				清明	三月	清明						
				谷雨	甲辰月	谷雨						
				立夏	四月	立夏	三之气　始于小满日申初，终于大暑日午时正	主气相火　客气燥金司天	少阳相火	阳明燥金	寒热振栗	
	少宫	少宫	芒种后十日子初二刻交三散运	小满	乙巳月	小满						
				芒种	五月	芒种						
				夏至	丙午月	夏至						
				小暑	六月	小暑	四之气　始于大暑日午正，终于秋分日辰时正	主气湿土　客气寒水天左	太阴湿土	太阳寒水	暴仆振栗，谵妄少气，嗌干引饮，心痛痈肿，疮疡	
	太商	太商	处暑后七日子正三刻交四运	大暑	丁未月	大暑						
				立秋	七月	立秋						
				处暑	戊申月	处暑						
				白露	八月	白露	五之气　始于秋分日巳初，终于小雪日卯时正	主气燥金　客气风木泉右	阳明燥金	厥阴风木		
	少羽	少羽	立冬后四日丑初四刻交五运	秋分	己酉月	秋分						
				寒露	九月	寒露						
				霜降	庚戌月	霜降						
				立冬	十月	立冬	终之气　始于小雪日卯正，终于大寒日丑正	主气寒水　客气君火在泉	太阳寒水	少阴君火	病温	
				小雪	辛亥月	小雪						
				大雪	冬月	大雪						
				冬至	壬子月	冬至						
				小寒	腊月	小寒						

戊辰年

中运	五运·客运	五运·主运	五运·交司时间	节气	月建	节气	六气·交司时间	六气·客主加临	主气	客气	病证	治法
火运太过	太徵	少角	丁卯年大寒日寅初初刻交初运	大寒	癸丑	大寒	始于丁卯年大寒日寅初，终于本年春分日子初	初之气　客之气泉左	厥阴风木	少阳相火	疫疠温病，身热头痛，呕吐，肌腠疮疡	上苦温，中甘和，下甘温（《六元正纪大论》）
				立春	正月	立春						
				雨水	甲寅	雨水						
				惊蛰	二月	惊蛰						
	少宫	太徵	春分后十三日寅正一刻交二运	春分	乙卯	春分	始于春分日子正，终于小满日戌正	二之气天右　主气君火　客气燥金	少阴君火	阳明燥金	气郁，中满，濡泄，足痿不收	
				清明	三月	清明						
				谷雨	丙辰	谷雨						
				立夏	四月	立夏						
				小满	丁巳	小满	始于小满日亥初，终于大暑日酉初	三之气司天　主气相火　客气寒水	少阳相火	太阳寒水	寒热，痛疽注下，热瞀闷	寒淫所胜，平以辛热，佐以甘苦，以咸泻之；湿淫于内，治以苦热，佐以酸淡，以苦燥之，以淡泄之（《至真要大论》）
	太商	少宫	芒种后十日卯初二刻交三运	芒种	五月	芒种						
				夏至	戊午	夏至						
				小暑	六月	小暑						
				大暑	己未	大暑	始于大暑日酉正，终于秋分日未正	四之气天左　主气湿土　客气风木	太阴湿土	厥阴风木		
	少羽	太商	处暑后七日卯正二刻交四运	立秋	七月	立秋						
				处暑	庚申	处暑						
				白露	八月	白露					大热少气，肌肉萎缩，足痿，注下赤白，血溢	
				秋分	辛酉	秋分	始于秋分日申初，终于小雪日午初	五之气泉右　主气燥金　客气君火	阳明燥金	少阴君火		
				寒露	九月	寒露						
	太角	少羽	立冬后四日辰初四刻交五运	霜降	壬戌	霜降						
				立冬	十月	立冬						
				小雪	癸亥	小雪	始于小雪日午正，终于大寒日辰正	终之气在泉　主气寒水　客气湿土	太阳寒水	太阴湿土		
				大雪	冬月	大雪						
				冬至	甲子	冬至						
				小寒	腊月	小寒						

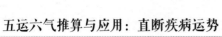

己巳年

五运				节气		六气					病证	治法
中运	客运	主运	交司时间	节气	月建	交司时间	客主加临	主气	客气			
土运不及	少宫	少角	戊辰年大寒日巳初初刻交初运	大寒／立春／雨水／惊蛰	乙丑／正月丙寅／二月丁卯	初之气　始于戊辰年大寒日巳时初，终于本年春分日卯时初	客主泉左　主气风木　客气燥金	厥阴风木	阳明燥金		右下部寒病	上辛凉，中甘和，下咸寒（《六元正纪大论》）。
	太商	太徵	春分后十三日巳正一刻交二运	春分／清明／谷雨／立夏	三月戊辰／四月己巳	二之气　始于春分日卯时正，终于小满日丑时正	二之气天右　主气君火　客气寒水	少阴君火	太阳寒水		中热	风淫所胜，平以辛凉，佐以苦甘，以甘缓之，以酸泻之；火淫于内，治以咸冷，佐以苦辛，以酸收之，以苦发之（《至真要大论》）
	少羽	少宫	芒种后十日午初三刻交三运	小满／芒种／夏至／小暑	己巳／五月庚午／六月辛未	三之气　始于小满日寅时初，终于大暑日子时初	三之气司天　主气相火　客气风木	少阳相火	厥阴风木		耳鸣掉眩，泣出	
	太角	太商	处暑后七日午正三刻交四运	大暑／立秋／处暑／白露	七月壬申／八月癸酉	四之气　始于大暑日子时正，终于秋分日戌时正	四之气天左　主气湿土　客气君火	太阴湿土	少阴君火		黄疸浮肿	
	少徵	少羽	立冬后四日未初四刻交五运	秋分／寒露／霜降／立冬	九月甲戌／十月乙亥	五之气　始于秋分日亥时初，终于小雪日酉时初	五之气泉右　主气燥金　客气湿土	阳明燥金	太阴湿土			
				小雪／大雪／冬至／小寒	冬月丙子／腊月丁丑	终之气　始于小雪日酉时正，终于大寒日未时正	终之气在泉　主气寒水　客气相火	太阳寒水	少阳相火		温热病	

庚午年

五运（中运：金运太过）

客运	主运	交司时间	节气
太商	少角	己巳年大寒日申初交初运	大寒 立春（丁丑、戊寅正月；雨水 惊蛰）
少羽	太徵	春分后十三日申正一刻交二运	春分 清明（己卯二月、庚辰三月；谷雨 立夏）
太角	少宫	芒种后十日酉初二刻交三运	小满 芒种（辛巳四月、壬午五月；夏至 小暑）
少徵	太商	处暑后七日酉正三刻交四运	大暑 立秋（癸未六月、甲申七月；处暑 白露）
太宫	少羽	立冬后四日戌初交五运	秋分 寒露（乙酉八月、丙戌九月；霜降 立冬；小雪 大雪；冬至 小寒）

（月建：丁丑、戊寅正月、己卯二月、庚辰三月、辛巳四月、壬午五月、癸未六月、甲申七月、乙酉八月、丙戌九月、丁亥十月、戊子冬月、己丑腊月）

六气

六气	交司时间	客主加临	主气	客气	病证	治法
初之气泉之左	始于己巳年大寒时初，终于本年春分午时初	主气风木 客气寒水	厥阴风木	太阳寒水	参子年	参庚子年
二之气天之右	始于春分午时正，终于小满辰时正	主气君火 客气风木	少阴君火	厥阴风木	同上	
三之气司天	始于小满巳时初，终于大暑卯时初	主气相火 客气君火	少阳相火	少阴君火	同上	
四之气天之左	始于大暑卯时正，终于秋分丑时正	主气湿土 客气湿土	太阴湿土	太阴湿土	同上	
五之气泉之右	始于秋分寅时初，终于小雪子时初	主气燥金 客气相火	阳明燥金	少阳相火	同上	
终之气在泉	始于小雪子时正，终于大寒戌时正	主气寒水 客气燥金	太阳寒水	阳明燥金	同上	

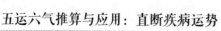

辛 未 年

中运：水运不及

五运

客运	主运	交司时间
少羽	少角	庚午年大寒日亥初交初运
太角	太徵	春分后十三日亥正一刻交二运
少徵	少宫	芒种后十日子初二刻交三运
太宫	太商	处暑后七日子正三刻交四运
少商	少羽	立冬后四日丑初四刻交五运

节气、月建

节气	月建	节气
大寒	乙丑	大寒
立春	正月 庚寅	立春
雨水	二月 辛卯	雨水
惊蛰		惊蛰
春分	三月 壬辰	春分
清明		清明
谷雨	四月 癸巳	谷雨
立夏		立夏
小满	五月 甲午	小满
芒种		芒种
夏至	六月 乙未	夏至
小暑		小暑
大暑	七月 丙申	大暑
立秋		立秋
处暑	八月 丁酉	处暑
白露		白露
秋分	九月 戊戌	秋分
寒露		寒露
霜降	十月 己亥	霜降
立冬		立冬
小雪	冬月 庚子	小雪
大雪		大雪
冬至	腊月	冬至
小寒		小寒

六气

	交司时间	客主加临 主气	客主加临 客气	病证	治法
初之气 客之气泉左	始于庚午年大寒日亥时初，终于本年春分日酉时初	厥阴风木	厥阴风木	参丑年	参辛丑年
二之气天右（天左）	始于春分日酉正，终于小满日未正	少阴君火	少阴君火	同上	
三之气司天	始于小满日申初，终于大暑日午初	少阳相火	太阴湿土	同上	
四之气天左	始于大暑日午正，终于秋分日辰正	太阴湿土	少阳相火	同上	
五之气泉右	始于秋分日巳初，终于小雪日卯初	阳明燥金	阳明燥金	同上	
终之气在泉	始于小雪日卯正，终于大寒日丑正	太阳寒水	太阳寒水	同上	

壬 申 年

中运		五运		节气	月建	节气	六气				病证	治法
	客运	主运	交司时间				交司时间	客主加临	主气	客气	参壬寅年	参壬申年
木运太过	太角	太角	辛未年大寒日黄初交初运	大寒 立春 雨水 惊蛰	辛丑 正月 壬寅 二月 癸卯	大寒 立春 雨水 惊蛰 春分	始于辛未年大寒日黄时初，终于本年春分日子时初	初之气泉左	厥阴 风木	少阴 君火	同上	
	少徵	少徵	春分后十三日黄初正一刻交二运	春分 清明 谷雨 立夏	癸卯 三月 甲辰 四月 乙巳	春分 清明 谷雨 立夏 小满	始于春分日子时正，终于小满日戌时正	二气之天右	少阴 君火	太阴 湿土	同上	
	太宫	太宫	芒种后十日卯初二刻交三运	芒种 夏至 小暑 大暑	丙午 五月 丁未 六月	芒种 夏至 小暑 大暑 立秋	始于小满日亥时初，终于大暑日酉时正	三气之司天	少阳 相火	少阳 相火	同上	
	少商	少商	处暑后七日卯正三刻交四运	戊申 七月 己酉 八月	立秋 处暑 白露 秋分	始于大暑日酉时初，终于秋分日未时正	四之气天左	太阴 湿土	阳明 燥金	同上	
	太羽	太羽	立冬后四日辰初四刻交五运	秋分 寒露 霜降 立冬	庚戌 九月 十月	秋分 寒露 霜降 立冬 小雪	始于秋分日申时初，终于小雪日午时正	五之气泉右	阳明 燥金	太阳 寒水	同上	
				小雪 大雪 冬至 小寒	辛亥 冬月 壬子 腊月	小雪 大雪 冬至 小寒	始于小雪日午时正，终于大寒日辰时正	终之气任泉	太阳 寒水	厥阴 风木	同上	

171

癸 酉 年

中运	主运	客运	交司时间（五运）	节气	月建	节气	交司时间（六气）	客主加临	主气	客气	病证	治法
火运不及	太角	少徵	壬申年大寒日巳初交初运	大寒 立春 雨水 惊蛰	癸丑 正月甲寅 二月乙卯	大寒 立春 雨水 惊蛰	始于壬申年大寒日巳时初，终于本年春分日卯时初	初之气泉左	厥阴风木	太阴湿土	参卯年	参癸卯年
	少徵	太宫	春分后十三日巳正二刻交二运	春分 清明 谷雨 立夏	三月丙辰 四月丁巳	春分 清明 谷雨 立夏	始于春分日卯时正，终于小满日丑时正	二之气天右	少阴君火	少阳相火	同上	
	太宫	少商	芒种后十日午初二刻交三运	小满 芒种 夏至 小暑	五月戊午 六月己未	小满 芒种 夏至 小暑	始于小满日寅时初，终于大暑日子时初	三之气司天	少阳相火	阳明燥金	同上	
	少商	太羽	处暑后七日午正三刻交四运	大暑 立秋 处暑 白露	七月庚申 八月辛酉	大暑 立秋 处暑 白露	始于大暑日子时正，终于秋分日戌时正	四之气天左	太阴湿土	太阳寒水	同上	
	太羽	少角	立冬后四日未初四刻交五运	秋分 寒露 霜降 立冬	九月壬戌 十月癸亥	秋分 寒露 霜降 立冬	始于秋分日亥时初，终于小雪日酉时初	五之气泉右	阳明燥金	厥阴风木	同上	
				小雪 大雪 冬至 小寒	冬月甲子 腊月	小雪 大雪 冬至 小寒	始于小雪日酉时正，终于大寒日未时正	终之气在泉	太阳寒水	少阴君火	同上	

甲戌年

五运

中运：土运太过

客运	主运	交司时间
太宫	太角	癸酉年大寒日申时初交初运
少商	少徵	春分后十三日申正一刻交二运
太羽	太宫	芒种后十日酉初二刻交三运
少角	少商	处暑后七日酉正三刻交四运
太徵	太羽	立冬后四日戌初四刻交五运

节气、月建

节气	月建	节气
大寒	乙丑	大寒
立春	正月 丙寅	立春
雨水		雨水
惊蛰	二月 丁卯	惊蛰
春分		春分
清明	三月 戊辰	清明
谷雨		谷雨
立夏	四月 己巳	立夏
小满		小满
芒种	五月 庚午	芒种
夏至		夏至
小暑	六月 辛未	小暑
大暑		大暑
立秋	七月 壬申	立秋
处暑		处暑
白露	八月 癸酉	白露
秋分		秋分
寒露	九月 甲戌	寒露
霜降		霜降
立冬	十月 乙亥	立冬
小雪		小雪
大雪	冬月 丙子	大雪
冬至		冬至
小寒	腊月 丁丑	小寒

六气

交司时间	客主加临	主气	客气	病证	治法
初之气 始于癸酉年大寒日申时初，终于本年春分日午时初	泉左	厥阴风木	少阳相火	参辰年	参甲辰年
二之气 始于春分日午时正，终于小满日辰时正	天右	少阴君火	阳明燥金	同上	
三之气 始于小满日巳时初，终于大暑日卯时初	司天	少阳相火	太阳寒水	同上	
四之气 始于大暑日卯时正，终于秋分日丑时正	天左	太阴湿土	厥阴风木	同上	
五之气 始于秋分日寅时初，终于小雪日子时初	泉右	阳明燥金	少阴君火	同上	
终之气 始于小雪日子时正，终于大寒日戌时正	在泉	太阳寒水	太阴湿土	同上	

乙 亥 年

中运：金运不及

五运

主运	客运	交司时间
太角	少商	甲戌年大寒日亥时初交初运
少徵	太羽	春分后十三日亥时正一刻交二运
太宫	少角	芒种后十日子初二刻交三运
少商	太徵	处暑后七日子正三刻交四运
太羽	少宫	立冬后四日丑初四刻交五运

节气与月建

节气	月建	节气
大寒	丁丑月	大寒
立春	正月 戊寅月	立春 雨水
雨水 惊蛰	二月 己卯月	惊蛰 春分
春分	三月 庚辰月	清明 谷雨
清明 谷雨	四月 辛巳月	立夏 小满
立夏 小满	五月 壬午月	芒种 夏至
芒种 夏至	六月 癸未月	小暑 大暑
小暑	七月 甲申月	立秋 处暑
大暑 立秋	八月 乙酉月	白露 秋分
处暑 白露	九月 丙戌月	寒露 霜降
秋分	十月 丁亥月	立冬 小雪
寒露 霜降	冬月 戊子月	大雪 冬至
立冬 小雪	腊月	小寒
大雪 冬至 小寒		

六气

六气	交司时间	客主加临	主气	客气	病证
初之气 泉左	始于甲戌年大寒日亥时初，终于本年春分日酉时初	主气风木加临客气燥金	厥阴风木	阳明燥金	参巳年
二之气 天右	始于春分日酉时正，终于小满日未时正	主气君火加临客气寒水	少阴君火	太阳寒水	同上
三之气 司天	始于小满日申时初，终于大暑日午时初	主气相火加临客气风木	少阳相火	厥阴风木	同上
四之气 天左	始于大暑日午时正，终于秋分日辰时正	主气湿土加临客气君火	太阴湿土	少阴君火	同上
五之气 泉右	始于秋分日巳时初，终于小雪日卯时初	主气燥金加临客气湿土	阳明燥金	太阴湿土	同上
终之气 在泉	始于小雪日卯时正，终于大寒日丑时正	主气寒水加临客气相火	太阳寒水	少阳相火	同上

治法：参乙巳年

丙子年

五运

中运：水运大过

客运	主运	交司时间
太羽	太角	乙亥年大寒日寅时初交初运
少角	少徵	春分后十三日寅正一刻交二运
太徵	太宫	芒种后十日卯初二刻交三运
少宫	少商	处暑后七日卯正三刻交四运
太商	太羽	立冬后四日辰初四刻交五运

节气与月建

节气	月建
大寒	己丑
立春	正月
雨水	庚寅
惊蛰	二月
春分	辛卯
清明	三月
谷雨	壬辰
立夏	四月
小满	癸巳
芒种	五月
夏至	甲午
小暑	六月
大暑	乙未
立秋	七月
处暑	丙申
白露	八月
秋分	丁酉
寒露	九月
霜降	戊戌
立冬	十月
小雪	己亥
大雪	冬月
冬至	庚子
小寒	腊月

六气

客主加临	交司时间	主气	客气	病证	治法
初之气 泉左	始于乙亥年大寒日寅时初，终于本年春分日子时初	厥阴风木	太阳寒水	参子午年	上咸寒，中咸热，下酸温（《六元正纪大论》）
二之气 天右	始于春分日子时正，终于小满日戌时初	少阴君火	厥阴风木	同上	
三之气 司天	始于小满日亥时初，终于大暑日酉时初	少阳相火	少阴君火	同上	
四之气 天左	始于大暑日酉时正，终于秋分日未时正	太阴湿土	太阴湿土	同上	
五之气 泉右	始于秋分日申时初，终于小雪日午时初	阳明燥金	少阳相火	同上	
终之气 在泉	始于小雪日午时正，终于大寒日辰时正	太阳寒水	阳明燥金	同上	

丁 丑 年

中运：木运不及

五运

主运	客运	交司时间
少角	少角	丙子年大寒日巳时初初运
太徵	太徵	春分后十三日巳正一刻交二运
少宫	少宫	芒种后十日午正二刻交三运
太商	太商	处暑后七日午正三刻交四运
少羽	少羽	立冬后四日未初四刻交五运

节气

节气	月建	节气
大寒	辛丑 正月	大寒
立春	壬寅 二月	立春
雨水	癸卯 三月	雨水
惊蛰	甲辰 四月	惊蛰
春分	乙巳 五月	春分
清明	丙午 六月	清明
谷雨	丁未 七月	谷雨
立夏	戊申 八月	立夏
小满	己酉 九月	小满
芒种	庚戌 十月	芒种
夏至	辛亥 冬月	夏至
小暑	壬子 腊月	小暑
大暑		大暑
立秋		立秋
处暑		处暑
白露		白露
秋分		秋分
寒露		寒露
霜降		霜降
立冬		立冬
小雪		小雪
大雪		大雪
冬至		冬至
小寒		小寒

六气

交司时间	客主加临（主气 / 客气）	主气	客气	病证	治法
初之气泉左：始于丙子年大寒日巳时初，终于本年春分日卯时初	主气风木 / 客气风木	厥阴风木	厥阴风木	参丑未年	上苦温，中甘辛，下甘热（《六元正纪大论》）
二之气天右：始于春分日卯时正，终于小满日	主气君火 / 客气君火	少阴君火	少阴君火	同上	
三之气司天：始于小满日寅时，终于大暑日子时初	主气相火 / 客气湿土	少阳相火	太阴湿土	同上	
四之气天左：始于大暑日子时正，终于秋分日戌时初	主气湿土 / 客气相火	太阴湿土	少阳相火	同上	
五之气泉右：始于秋分日亥时，终于小雪日酉时初	主气燥金 / 客气燥金	阳明燥金	阳明燥金	同上	
终之气在泉：始于小雪日酉时正，终于大寒日未时正	主气寒水 / 客气寒水	太阳寒水	太阳寒水	同上	

戊寅年（火运太过）

五运

中运	客运	主运	交司时间
火运太过	太徵	少角	丁丑年大寒日申时初交初运
	少宫	太徵	春分后十三日申正一刻交二运
	太商	少宫	芒种后十日酉初二刻交三运
	少羽	太商	处暑后七日酉正三刻交四运
	太角	少羽	立冬后四日戌初四刻交五运

节气·月建

节气	月建	节气
大寒	癸丑	大寒
立春	正月　甲寅	立春
惊蛰	二月　乙卯	雨水
春分	三月　丙辰	惊蛰
清明	四月　丁巳	春分
谷雨	五月　戊午	清明
立夏	六月　己未	谷雨
小满	七月　庚申	立夏
芒种	八月　辛酉	小满
夏至	九月　壬戌	芒种
小暑	十月　癸亥	夏至
大暑	冬月　甲子	小暑
立秋	腊月	大暑
处暑		立秋
白露		处暑
秋分		白露
寒露		秋分
霜降		寒露
立冬		霜降
小雪		立冬
冬至		小雪
小寒		大雪
		冬至
		小寒

六气

六气	交司时间	客主气加临	主气	客气	病证	治法
初之气天左	始于丁丑年大寒日申时初，终于本年春分日午时初	主气风木　客气君火	厥阴风木	少阴君火	参寅申年	上咸寒，中辛和，下辛凉（《六元正纪大论》）
二之气天右	始于春分日午时正，终于小满日辰时正	主气君火　客气湿土	少阴君火	太阴湿土	同上	
三之气司天	始于小满日巳时初，终于大暑日卯时初	主气相火　客气相火	少阳相火	少阳相火	同上	
四之气天左	始于大暑日卯时正，终于秋分日寅时正	主气湿土　客气燥金	太阴湿土	阳明燥金	同上	
五之气天右	始于秋分日寅时初，终于小雪日子时初	主气燥金　客气寒水	阳明燥金	太阳寒水	同上	
终之气在泉	始于小雪日子时正，终于大寒日戌时正	主气寒水　客气风木	太阳寒水	厥阴风木	同上	

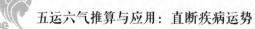

己 卯 年

中运	主运	客运	交司时间（五运）	节气	月建	节气	交司时间（六气）	主气	客气	病证	治法
土运不及	少角	少宫	戊寅年大寒日亥时初交初运	大寒 立春 雨水 惊蛰	乙丑 正月 丙寅 二月	大寒 立春 雨水 惊蛰	初之气：始于戊寅年大寒日亥时初，终于本年春分日酉时初	厥阴风木	太阴湿土	参卯酉年	上苦小温，中甘寒，下咸寒《六元正纪大论》
	太徵	太商	春分后十三日亥正一刻交二运	春分 清明 谷雨 立夏	丁卯 三月 戊辰 四月	春分 清明 谷雨 立夏	二之气：始于春分日酉时正，终于小满日未时正	少阴君火	少阳相火	同上	
	少宫	少羽	芒种后十日子初二刻交三运	小满 芒种 夏至 小暑	己巳 五月 庚午 六月	小满 芒种 夏至 小暑	三之气：始于小满日申时初，终于大暑日午时初	少阳相火	阳明燥金	同上	
	太商	太角	处暑后七日子正三刻交四运	大暑 立秋 处暑 白露	辛未 七月 壬申 八月	大暑 立秋 处暑 白露	四之气：始于大暑日午时正，终于秋分日辰时正	太阴湿土	太阳寒水	同上	
	少羽	少徵	立冬后四日丑初四刻交五运	秋分 寒露 霜降 立冬	癸酉 九月 甲戌 十月	秋分 寒露 霜降 立冬	五之气：始于秋分日巳时初，终于小雪日卯时初	阳明燥金	厥阴风木	同上	
				小雪 大雪 冬至 小寒	乙亥 冬月 丙子 腊月	小雪 大雪 冬至 小寒	终之气：始于小雪日卯时正，终于大寒日丑时正	太阳寒水	少阴君火	同上	

六气：客主加临——初之气客主气泉左；二之气天右；三之气司天；四之气天左；五之气泉右；终之气客主气泉在泉

庚辰年 （中运：金运太过）

客运	主运	交司时间（五运）	节气	月建	节气	交司时间（六气）	客主加临	主气	客气	病证	治法
太商	少角	己卯年大寒日黄时初交初运	大寒	丁丑 正月	大寒	始于己卯年大寒日黄时初，终于本年春分日子时初	初之气泉左 主气风木 客气相火	厥阴风木	少阳相火	参辰戌年	上苦热，中甘热，下辛热（《六元正纪大论》）
			立春		立春						
			雨水	戊寅 二月	雨水						
			惊蛰		惊蛰						
少羽	太徵	春分后十三日黄正一刻交二运	春分	己卯 三月	春分	始于春分日子时正，终于小满日戌时正	二之气天右 主气君火 客气燥金	少阴君火	阳明燥金	同上	
			清明		清明						
			谷雨	庚辰 四月	谷雨						
			立夏		立夏						
太角	少宫	芒种后十日卯初二刻交三运	小满	辛巳 五月	小满	始于小满日亥时初，终于大暑日酉时初	三之气同天 主气相火 客气寒水	少阳相火	太阳寒水	同上	
			芒种		芒种						
			夏至	壬午 六月	夏至						
			小暑		小暑						
少徵	太商	处暑后七日卯正三刻交四运	大暑	癸未 七月	大暑	始于大暑日酉时正，终于秋分日未时正	四之气天左 主气湿土 客气风木	太阴湿土	厥阴风木	同上	
			立秋		立秋						
			处暑	甲申 八月	处暑						
			白露		白露						
太宫	少羽	立冬后四日辰初四刻交五运	秋分	乙酉 九月	秋分	始于秋分日申时初，终于小雪日午时初	五之气泉右 主气燥金 客气君火	阳明燥金	少阴君火	同上	
			寒露		寒露						
			霜降	丙戌 十月	霜降						
			立冬		立冬						
			小雪	丁亥 冬月	小雪	始于小雪日午时正，终于大寒日辰时正	终之气在泉 主气寒水 客气湿土	太阳寒水	太阴湿土	同上	
			大雪		大雪						
			冬至	戊子 腊月	冬至						
			小寒		小寒						

金运太过

辛 巳 年

五运

中运	客运	主运	交司时间
水运不及	少羽	少角	庚辰年大寒日巳时初交初运
	太角	太徵	春分后十三日巳正一刻交二运
	少徵	少宫	芒种后十日午正二刻交三运
	太宫	太商	处暑后七日午初三刻交四运
	少商	少羽	立冬后四日未初四刻交五运

六气

节气	月建	节气	交司时间	客主加临		病证	治法
				主气	客气		
大寒 立春 雨水 惊蛰	乙丑 正月庚寅 二月辛卯	大寒 立春 雨水 惊蛰	初之气 泉左：始于庚辰年大寒日巳时初，终于本年春分日卯时初	厥阴风木	阳明燥金	参巳亥年	上辛热，中咸寒，下咸寒（《六元正纪大论》）
春分 清明 谷雨 立夏	三月壬辰 四月癸巳	春分 清明 谷雨 立夏	二之气 天右：始于春分日卯时正，终于小满日丑时正	少阴君火	太阳寒水	同上	
小满 芒种 夏至 小暑	五月甲午 六月乙未	小满 芒种 夏至 小暑	三之气 司天：始于小满日寅时初，终于大暑日子时初	少阳相火	厥阴风木	同上	
大暑 立秋 处暑 白露	七月丙申 八月丁酉	大暑 立秋 处暑 白露	四之气 天左：始于大暑日子时正，终于秋分日戌时正	太阴湿土	少阴君火	同上	
秋分 寒露 霜降 立冬	九月戊戌 十月己亥	秋分 寒露 霜降 立冬	五之气 泉右：始于秋分日亥时初，终于小雪日酉时初	阳明燥金	太阴湿土	同上	
小雪 大雪 冬至 小寒	冬月庚子 腊月	小雪 大雪 冬至 小寒	终之气 在泉：始于小雪日酉时正，终于大寒日未时正	太阳寒水	少阳相火	同上	

壬午年

中运	五运			节气	月建	节气	六气				病证	治法
	客运	主运	交司时间	节气	月建	节气	交司时间	主气加临				
								主气	客气			
木运太过	太角	太角	辛巳年大寒日申时初初交初运	大寒 立春 雨水 惊蛰 春分	辛丑月 正月 壬寅月 二月 癸卯月 三月	大寒 立春 雨水 惊蛰 春分	初之气泉左　始于辛巳年大寒日申时初，终于本年春分日午时初	厥阴风木	太阳寒水	厥阴风木	参子午年	参壬子年
	少徵	少徵	春分后十三日申正一刻交二运	清明 谷雨 立夏 小满	甲辰月 四月 乙巳月 五月	清明 谷雨 立夏 小满	二之气天右　始于春分日午时正，终于小满日辰时初	少阴君火	厥阴风木	少阴君火	同上	
	太宫	太宫	芒种后十日酉初二刻交三运	芒种 夏至 小暑 大暑	丙午月 六月 丁未月 七月	芒种 夏至 小暑 大暑	三之气司天　始于小满日辰时正，终于大暑日卯时初	少阳相火	少阴君火	少阳相火	同上	
	少商	少商	处暑后七日酉正三刻交四运	立秋 处暑 白露 秋分	戊申月 八月 己酉月 九月	立秋 处暑 白露 秋分	四之气天左　始于大暑日卯时正，终于秋分日丑时初	太阴湿土	太阴湿土	太阴湿土	同上	
	太羽	太羽	立冬后四日戌初四刻交五运	寒露 霜降 立冬 小雪	庚戌月 十月 辛亥月 冬月	寒露 霜降 立冬 小雪	五之气泉右　始于秋分日丑时正，终于小雪日子时初	阳明燥金	少阳相火	阳明燥金	同上	
				大雪 冬至 小寒	壬子月 腊月	大雪 冬至 小寒	终之气在泉　始于小雪日子时正，终于大寒日戌时初	太阳寒水	阳明燥金	太阳寒水	同上	

癸　未　年

中运	客运	主运	五运交司时间	月建	节气	节气	六气交司时间	客主加临	主气	客气	病证	治法
火运不及	少徵	太角	壬午年大寒日亥时初初交初运	癸丑	大寒	大寒	始于壬午年大寒日亥时初、终于本年春分日酉时初	初之气 主气风木 客气燥金	厥阴风木	厥阴风木	参丑未年	参癸丑年
				正月 甲寅	立春	立春						
					雨水	雨水						
	太宫	少徵	春分后十三日亥正一刻交二运	二月 乙卯	惊蛰	惊蛰	始于春分日酉时正、终于小满日未时正	二之气天右	少阴君火	少阴君火	同上	
					春分	春分						
				三月 丙辰	清明	清明						
					谷雨	谷雨						
	少商	太宫	芒种后十日子初二刻交三运	四月 丁巳	立夏	立夏	始于小满日申时初、终于大暑日午时初	三之气司天	少阳相火	太阴湿土	同上	
					小满	小满						
				五月 戊午	芒种	芒种						
					夏至	夏至						
	太羽	少商	处暑后七日子正三刻交四运	六月 己未	小暑	小暑	始于大暑日午时正、终于秋分日辰时正	四之气天左	太阴湿土	少阳相火	同上	
					大暑	大暑						
				七月 庚申	立秋	立秋						
					处暑	处暑						
				八月 辛酉	白露	白露	始于秋分日巳时初、终于小雪日卯时初	五之气泉右	阳明燥金	阳明燥金	同上	
					秋分	秋分						
				九月 壬戌	寒露	寒露						
					霜降	霜降						
	少角	太羽	立冬后四日丑初四刻交五运	十月 癸亥	立冬	立冬	始于小雪日卯时正、终于大寒日丑时正	终之气在泉	太阳寒水	太阳寒水	同上	
					小雪	小雪						
				冬月 甲子	大雪	大雪						
					冬至	冬至						
				腊月	小寒	小寒						

182

甲申年

五运

中运	客运	主运	交司时间
土运大过	太宫	太角	癸未年大寒日黄时初交初运
	少商	少徵	春分后十三日黄正一刻交二运
	太羽	太宫	芒种后十日卯初二刻交三运
	少角	少商	处暑后七日卯正三刻交四运
	太徵	太羽	立冬后四日辰初四刻交五运

节气·月建

节气	月建	节气
大寒	乙丑	大寒
立春	正月丙寅	立春
雨水	二月丁卯	雨水
惊蛰	三月戊辰	惊蛰
春分		春分
清明		清明
谷雨	戊辰	谷雨
立夏	四月己巳	立夏
小满		小满
芒种	五月庚午	芒种
夏至	六月辛未	夏至
小暑		小暑
大暑	七月壬申	大暑
立秋		立秋
处暑	八月癸酉	处暑
白露		白露
秋分	九月甲戌	秋分
寒露		寒露
霜降	十月乙亥	霜降
立冬		立冬
小雪	冬月丙子	小雪
大雪		大雪
冬至	腊月	冬至
小寒		小寒

六气

六气	交司时间	客主加临	主气	客气	病证	治法
初之气	始于癸未年大寒日黄时初,终于本年春分日子时初	客之气泉左	厥阴风木	少阴君火	参黄申年	参甲寅年
二之气	始于春分日子时正,终于小满日戌时正	主气天右	少阴君火	太阴湿土	同上	
三之气	始于小满日亥时初,终于大暑日酉时初	客气司天	少阳相火	少阳相火	同上	
四之气	始于大暑日酉时正,终于秋分日未时正	主气天左	太阴湿土	阳明燥金	同上	
五之气	始于秋分日申时初,终于小雪日午时初	客气泉右	阳明燥金	太阳寒水	同上	
终之气	始于小雪日午时正,终于大寒日辰时正	客气在泉	太阳寒水	厥阴风木	同上	

乙酉年

中运	五运·客运	五运·主运	五运·交司时间	节气	月建	节气	六气·交司时间（客主加临）	六气·主气	六气·客气	病证	治法
金运不及	少商	太角	甲申年大寒日巳时初交初运	大寒	丁丑	大寒	初之气（客气泉左）始于甲申年大寒日巳时初，终于本年春分日卯时初	厥阴风木	太阴湿土	参卯酉年	参乙卯年
				立春	正月	立春					
				雨水	戊寅	雨水					
				惊蛰	二月	惊蛰					
	太羽	少徵	春分后十三日巳正一刻交二运	春分	己卯	春分	二之气（客气天右）始于春分日卯正，终于小满日丑时正	少阴君火	少阳相火	同上	
				清明	三月	清明					
				谷雨	庚辰	谷雨					
				立夏	四月	立夏					
	少角	太宫	芒种后十日午初二刻交三运	小满	辛巳	小满	三之气（司天）始于小满日寅初，终于大暑日子时初	少阳相火	阳明燥金	同上	
				芒种	五月	芒种					
				夏至	壬午	夏至					
				小暑	六月	小暑					
	太徵	少商	处暑后七日午正三刻交四运	大暑	癸未	大暑	四之气（客气泉右）始于大暑日子正，终于秋分日亥时正	太阴湿土	太阳寒水	同上	
				立秋	七月	立秋					
				处暑	甲申	处暑					
				白露	八月	白露					
	少宫	太羽	立冬后四日未初四刻交五运	秋分	乙酉	秋分	五之气（客气天左）始于秋分日亥初，终于小雪日酉时初	阳明燥金	厥阴风木	同上	
				寒露	九月	寒露					
				霜降	丙戌	霜降					
				立冬	十月	立冬					
				小雪	丁亥	小雪	终之气（在泉）始于小雪日酉正，终于大寒日未时正	太阳寒水	少阴君火	同上	
				大雪	冬月	大雪					
				冬至	戊子	冬至					
				小寒	腊月	小寒					

丙　戌　年

中运：水运太过

五运			交司时间（五运）	节气	月建	节气	六气	交司时间（六气）	客主加临	主气	客气	病证	治法
	主运	客运											
	太角	太羽	乙酉年大寒日申时初交初运	大寒	己丑	大寒	初之气	始于乙酉年大寒日申时初，终于本年春分日午时初	主气泉左　客气本年	厥阴风木	少阳相火	参辰戌年	参丙辰年
				立春	正月 庚寅	立春							
				雨水	二月 辛卯	雨水							
				惊蛰		惊蛰							
	少徵	少角	春分后十三日申时初一刻交二运	春分	三月 壬辰	春分	二之气	始于春分日午时正，终于小满日辰时初	二之气天右	少阴君火	阳明燥金	同上	
				清明		清明							
				谷雨	四月 癸巳	谷雨							
				立夏		立夏							
	太宫	太徵	芒种后十日酉正二刻交三运	小满	五月 甲午	小满	三之气	始于小满日巳时初，终于大暑日卯时正	主气司天　客气天左	少阳相火	太阳寒水	同上	
				芒种		芒种							
				夏至	六月 乙未	夏至							
				小暑		小暑							
	少商	少宫	处暑后七日酉正三刻交四运	大暑	七月 丙申	大暑	四之气	始于大暑日卯时初，终于秋分日丑时正	主气天左　客气天右	太阴湿土	厥阴风木	同上	
				立秋		立秋							
				处暑	八月 丁酉	处暑							
				白露		白露							
	太羽	太商	立冬后四日戌初四刻交五运	秋分	九月 戊戌	秋分	五之气	始于秋分日丑时正，终于小雪日子时初	主气泉右　客气司天	阳明燥金	少阴君火	同上	
				寒露		寒露							
				霜降	十月 己亥	霜降							
				立冬		立冬							
				小雪	冬月 庚子	小雪	终之气	始于小雪日子时正，终于大寒日亥时正	主气在泉　客气泉右	太阳寒水	太阴湿土	同上	
				大雪		大雪							
				冬至	腊月	冬至							
				小寒		小寒							

丁亥 年

中运：木运不及

五运

客运	主运	交司时间
少角	少角	丙戌年大寒日亥时初交初运
太徵	太徵	春分后十三日亥正一刻交二运
少宫	少宫	芒种后十日子初三刻交三运
太商	太商	处暑后七日子正三刻交四运
少羽	少羽	立冬后四日丑初四刻交五运

节气与月建

节气	月建	节气
大寒	辛丑	大寒
立春	正月 壬寅	立春
雨水	二月 癸卯	雨水
惊蛰		惊蛰
春分		春分
清明	三月 甲辰	清明
谷雨	四月 乙巳	谷雨
立夏		立夏
小满	五月 丙午	小满
芒种	六月 丁未	芒种
夏至		夏至
小暑	七月 戊申	小暑
大暑		大暑
立秋	八月 己酉	立秋
处暑		处暑
白露	九月 庚戌	白露
秋分		秋分
寒露	十月 辛亥	寒露
霜降		霜降
立冬	冬月 壬子	立冬
小雪		小雪
大雪	腊月	大雪
冬至		冬至
小寒		小寒

六气

六气	交司时间	主气	客气	病证	治法
初之气（气泉左）	始于丙戌年大寒日亥时初，终于本年春分日酉时初	厥阴风木	阳明燥金	参巳亥年	参丁巳年
二之气（天右）	始于春分日酉正，终于小满日未时正	少阴君火	太阳寒水	同上	
三之气（司天）	始于小满日申时初，终于大暑日午时正	少阳相火	厥阴风木	同上	
四之气（天左）	始于大暑日午时正，终于秋分日辰时初	太阴湿土	少阴君火	同上	
五之气（泉右）	始于秋分日巳时初，终于小雪日卯时正	阳明燥金	太阴湿土	同上	
终之气（在泉）	始于小雪日卯时正，终于大寒日丑时正	太阳寒水	少阳相火	同上	

戊 子 年

五运

中运	客运	主运	交司时间	节气
火运太过	太徵	少角	丁亥年大寒日寅初初交初运	大寒 立春 雨水 惊蛰
	少宫	太徵	春分后十三日寅正一刻交二运	春分 清明 谷雨
	太商	少宫	春分后十日卯初二刻交三运	立夏 小满
	少羽	太商	处暑后七日卯正三刻交四运	芒种 夏至 小暑
	太角	少羽	立冬后四日辰初四刻交五运	大暑 立秋 处暑 白露 秋分 寒露 霜降 立冬 小雪 大雪 冬至 小寒

六气

节气	月建	交司时间	客主气泉左	主气	客气	病证	治法
大寒 立春 雨水 惊蛰	癸丑 正月 甲寅 二月	始于丁亥年大寒日子时初，终于本年春分日子时初	初之气泉左	厥阴风木	太阳寒水	参子午年	上咸寒，中甘温，下酸温正（《六元正纪大论》）
春分 清明 谷雨	乙卯 三月	始于春分日子正，终于小满日戌时正	二之气天右	少阴君火	厥阴风木	同上	
立夏 小满	丙辰 四月 丁巳	始于小满日亥初，终于大暑日酉时初	三之气司天	少阳相火	少阴君火	同上	
芒种 夏至 小暑	戊午 五月 己未 六月	始于大暑日亥正，终于秋分日未时正	四之气天左	太阴湿土	太阴湿土	同上	
大暑 立秋 处暑	庚申 七月 辛酉 八月	始于秋分日申初，终于小雪日午时初	五之气泉右	阳明燥金	少阳相火	同上	
白露 秋分 寒露 霜降 立冬	壬戌 九月 癸亥 十月	始于小雪日午正，终于大寒日辰时正	终之气在泉	太阳寒水	阳明燥金	同上	

己丑年

中运	主运	客运	五运交司时间	节气	月建	节气	六气交司时间	主气	客气	病证	治法
土运不及	少角	少宫	戊子年大寒日巳时初交初运	大寒	乙丑	大寒	初之气泉左：始于戊子年大寒日巳时初，终于本年春分日卯时初	厥阴风木（主气风木 客气风木）	厥阴风木	参丑未年	上苦热，中甘和，下甘热（《六元正纪大论》）
				立春	正月 丙寅	立春					
				雨水		雨水					
				惊蛰	二月 丁卯	惊蛰					
	太徵	太商	春分后十三日巳正一刻交二运	春分		春分	二之气天右：始于春分日卯时正，终于小满日丑时正	少阴君火（主气君火 客气君火）	少阴君火	同上	
				清明	三月 戊辰	清明					
				谷雨		谷雨					
				立夏	四月 己巳	立夏					
				小满		小满	三之气司天：始于小满日寅时初，终于大暑日子时初	少阳相火（主气相火 客气湿土）	太阴湿土	同上	
	少宫	少羽	芒种后十日午初二刻交三运	芒种	五月 庚午	芒种					
				夏至		夏至					
				小暑	六月 辛未	小暑					
				大暑		大暑	四之气天左：始于大暑日子时正，终于秋分日戌时正	太阴湿土（主气湿土 客气相火）	少阳相火	同上	
				立秋	七月 壬申	立秋					
	太商	太角	处暑后七日卯正三刻交四运	处暑		处暑					
				白露	八月 癸酉	白露					
				秋分		秋分	五之气泉右：始于秋分日亥时初，终于小雪日酉时初	阳明燥金（主气燥金 客气燥金）	阳明燥金	同上	
				寒露	九月 甲戌	寒露					
				霜降		霜降					
	少羽	少徵	立冬后四日未初四刻交五运	立冬	十月 乙亥	立冬					
				小雪		小雪	终之气在泉：始于小雪日酉时正，终于大寒日未时正	太阳寒水（主气寒水 客气寒水）	太阳寒水	同上	
				大雪	冬月 丙子	大雪					
				冬至		冬至					
				小寒	腊月 丁丑	小寒					

庚　寅　年

五运

中运	客运	主运	交司时间
金运太过	太商	少角	己丑年大寒日申时初交初运
	少羽	太徵	春分后十三日申时正一刻交二运
	太角	少宫	芒种后十日酉初二刻交三运
	少徵	太商	处暑后七日酉正三刻交四运
	太宫	少羽	立冬后四日戌初四刻交五运

节气与月建

节气	月建	节气
大寒	丁丑	大寒
立春	正月 戊寅	立春
雨水	二月 己卯	雨水
惊蛰		惊蛰
春分	三月 庚辰	春分
清明		清明
谷雨	四月 辛巳	谷雨
立夏		立夏
小满	五月 壬午	小满
芒种		芒种
夏至	六月 癸未	夏至
小暑		小暑
大暑	七月 甲申	大暑
立秋		立秋
处暑	八月 乙酉	处暑
白露		白露
秋分	九月 丙戌	秋分
寒露		寒露
霜降	十月 丁亥	霜降
立冬		立冬
小雪	冬月 戊子	小雪
大雪		大雪
冬至	腊月	冬至
小寒		小寒

六气

六气	交司时间	客主加临	主气	客气	病证	治法
初之气	始于己丑年大寒日申时初，终于本年春分日午时初	初之气泉左　主气风木　客气君火	厥阴风木	少阴君火	参寅申年	上咸寒，中辛温，下辛凉。(《六元正纪大论》)
二之气	始于春分日午时正，终于小满日辰时正	二之气天右	少阴君火	太阴湿土	同上	
三之气	始于小满日巳时初，终于大暑日卯时初	三之气司天　主气君火　客气湿土	少阳相火	少阳相火	同上	
四之气	始于大暑日卯时正，终于秋分日丑时正	四之气天左　主气相火　客气相火	太阴湿土	阳明燥金	同上	
五之气	始于秋分日寅时初，终于小雪日子时初	五之气泉右　主气湿土　客气燥金	阳明燥金	太阳寒水	同上	
终之气	始于小雪日子时正，终于大寒日戌时正	终之气在泉　主气寒水　客气风木	太阳寒水	厥阴风木	同上	

辛卯年

五运

中运	五运（主运）	五运（客运）	交司时间	节气
水运不及	少角	少羽	庚寅年大寒日亥时初交初运	大寒 立春 雨水 惊蛰
	太徵	太角	春分后十三日亥正一刻交二运	春分 清明 谷雨 立夏
	少宫	少徵	芒种后十日子初二刻交三运	小满 芒种 夏至 小暑
	太商	太宫	处暑后七日子正三刻交四运	大暑 立秋 处暑 白露
	少羽	少商	立冬后四日丑初四刻交五运	秋分 寒露 霜降 立冬 小雪 大雪 冬至 小寒

六气

月建	节气	客主加临	交司时间	主气	客气	病证	治法
己丑月	大寒	初之气泉左	始于庚寅年大寒日亥时初，终于本年春分日酉时初	厥阴风木	太阴湿土	参卯酉年	上苦小温，中苦和，下咸寒（《六元正纪大论》）
正月庚寅	立春 雨水 惊蛰						
二月辛卯	春分	二之气天右	始于春分日酉时正，终于小满日未时正	少阴君火	少阳相火	同上	
三月壬辰	清明 谷雨						
四月癸巳	立夏 小满	三之气司天	始于小满日未时初，终于大暑日午时正	少阳相火	阳明燥金	同上	
五月甲午	芒种 夏至						
六月乙未	小暑 大暑	四之气天左	始于大暑日午时初，终于秋分日辰时正	太阴湿土	太阳寒水	同上	
七月丙申	立秋 处暑						
八月丁酉	白露 秋分	五之气泉右	始于秋分日巳时初，终于小雪日卯时初	阳明燥金	厥阴风木	同上	
九月戊戌	寒露 霜降						
十月己亥	立冬 小雪	终之气在泉	始于小雪日卯时正，终于大寒日丑时正	太阳寒水	少阴君火	同上	
冬月庚子	大雪 冬至						
腊月辛丑	小寒						

壬 辰 年

中运	客运	主运	五运交司时间	节气	月建	节气	六气交司时间	客主加临	主气	客气	病证	治法
木运太过	太角	太角	辛卯年大寒日寅时初交初运	大寒	辛丑	大寒 立春 雨水 惊蛰 春分	始于辛卯年大寒日寅时初，终于本年春分日子时初	初之气泉左 主气风木 客气相火	厥阴风木	少阳相火	参辰戌年	上苦温，中甘和，下咸温，(《六元正纪大论》)
				立春	正月壬寅							
				雨水	壬寅							
				惊蛰	二月癸卯							
	少徵	少徵	春分后十三日寅正一刻交二运	春分	癸卯	清明 谷雨 立夏 小满	始于春分日子时正，终于小满日戌时正	二之气天右 主气君火 客气燥金	少阴君火	阳明燥金	同上	
				清明	三月甲辰							
				谷雨	甲辰							
				立夏	四月乙巳							
				小满	乙巳							
	太宫	太宫	芒种后十日卯初二刻交三运	芒种	五月丙午	芒种 夏至 小暑 大暑	始于小满日亥时初，终于大暑日酉时初	三之气司天 主气相火 客气寒水	少阳相火	太阳寒水	同上	
				夏至	丙午							
				小暑	六月丁未							
				大暑	丁未		始于大暑日酉时正，终于秋分日未时正	四之气天左 主气湿土 客气风木	太阴湿土	厥阴风木	同上	
	少商	少商	处暑后七日卯正三刻交四运	立秋	七月戊申	立秋 处暑 白露 秋分						
				处暑	戊申							
				白露	八月己酉							
				秋分	己酉		始于秋分日申时初，终于小雪日午时初	五之气泉右 主气燥金 客气君火	阳明燥金	少阴君火	同上	
	太羽	太羽	立冬后四日辰初四刻交五运	寒露	九月庚戌	寒露 霜降 立冬 小雪						
				霜降	庚戌							
				立冬	十月辛亥							
				小雪	辛亥		始于小雪日午时正，终于大寒日辰时正	终之气在泉 主气寒水 客气湿土	太阳寒水	太阴湿土	同上	
				大雪	冬月壬子	大雪 冬至 小寒						
				冬至	壬子							
				小寒	腊月癸丑							

癸巳年

五运				节气	月建	节气	六气				病证	治法
中运	客运	主运	交司时间				交司时间	客主加临	主气	客气		
火运不及	少徵	太角	壬辰年大寒日巳时初交初运	大寒 立春 雨水 惊蛰 春分	癸丑 正月 甲寅 二月 乙卯	大寒 立春 雨水 惊蛰	初之气 客之气泉左 始于壬辰年大寒日巳时初，终于本年春分日卯时初	主气风木 客气燥金	厥阴 风木	阳明 燥金	参巳亥年	上辛凉，中咸和，下咸寒（《六元正纪大论》）
	太宫	少徵	春分后十三日巳正一刻交二运	清明 谷雨 立夏	三月 丙辰 四月 丁巳	春分 清明 谷雨 立夏	二之气司天右 始于春分日卯时正，终于小满日丑时正	主气君火 客气寒水	少阴 君火	太阳 寒水	同上	
	少商	太宫	芒种后十日午初二刻交三运	小满 芒种 夏至	五月 戊午 六月 己未	小满 芒种 夏至 小暑	三之气司天 始于小满日寅时初，终于大暑日子时初	主气相火 客气风木	少阳 相火	厥阴 风木	同上	
	太羽	少商	处暑后七日午正三刻交四运	小暑 大暑 立秋	七月 庚申 八月 辛酉	大暑 立秋 处暑 白露	四之气司天左 始于大暑日子时正，终于秋分日戌时初	主气湿土 客气君火	太阴 湿土	少阴 君火	同上	
	少角	太羽	立冬后四日未初四刻交五运	处暑 白露 秋分 寒露 霜降 立冬	九月 壬戌 十月 癸亥 冬月 甲子	秋分 寒露 霜降 立冬 小雪	五之气泉右 始于秋分日亥时初，终于小雪日酉时初	主气燥金 客气湿土	阳明 燥金	太阴 湿土	同上	
				小雪 大雪 冬至 小寒	腊月	大雪 冬至 小寒	终之气在泉 始于小雪日酉时正，终于大寒日未时正	主气寒水 客气相火	太阳 寒水	少阳 相火	同上	

甲午年

五运

中运	客运	主运	交司时间
土运太过	太宫	太角	癸巳年大寒日申时初交初运
	少商	少徵	春分后十三日申正一刻交二运
	太羽	太宫	芒种后十日酉初三刻交三运
	少角	少商	处暑后七日酉正三刻交四运
	太徵	太羽	立冬后四日戌初四刻交五运

节气与月建

节气	月建	节气
大寒	乙丑	大寒
立春	正月 丙寅	立春
雨水	二月 丁卯	雨水
惊蛰	三月 戊辰	惊蛰
春分	四月 己巳	春分
清明	五月 庚午	清明
谷雨	六月 辛未	谷雨
立夏	七月 壬申	立夏
小满	八月 癸酉	小满
芒种	九月 甲戌	芒种
夏至	十月 乙亥	夏至
小暑	冬月 丙子	小暑
大暑	腊月	大暑
立秋		立秋
处暑		处暑
白露		白露
秋分		秋分
寒露		寒露
霜降		霜降
立冬		立冬
小雪		小雪
大雪		大雪
冬至		冬至
小寒		小寒

六气

	交司时间	客主加临		主气	客气	病证	治法
初之气	始于癸巳年大寒日申时初，终于本年春分日午时初	主气风木	客气寒水	厥阴风木	太阳寒水	参子午年	参甲子年
二之气 之气天右	始于春分日午时正，终于小满日辰时正	主气君火	客气风木	少阴君火	厥阴风木	同上	
三之气 之气司天	始于小满日巳时初，终于大暑日卯时初	主气相火	客气君火	少阳相火	少阴君火	同上	
四之气 之气司天	始于大暑日卯时正，终于秋分日丑时正	主气湿土	客气湿土	太阴湿土	太阴湿土	同上	
五之气 之气泉右	始于秋分日寅时初，终于小雪日子时初	主气燥金	客气相火	阳明燥金	少阳相火	同上	
终之气 之气在泉	始于小雪日子时正，终于大寒日戌时正	主气寒水	客气燥金	太阳寒水	阳明燥金	同上	

乙未年

六气

交司时间	客主加临	主气	客气	病证	治法
始于甲午年大寒日亥时初，终于丑年本年春分日酉时初	初之气泉左	厥阴风木	厥阴风木	参丑未年	参乙丑年
始于春分日酉时正，终于小满日未时正	二之气天右	少阴君火	少阴君火	同上	
始于小满日申时初，终于大暑日午时初	三之气司天	少阳相火	太阴湿土	同上	
始于大暑日午时正，终于秋分日辰时正	四之气天左	太阴湿土	少阳相火	同上	
始于秋分日巳时初，终于小雪日卯时初	五之气泉右	阳明燥金	阳明燥金	同上	
始于小雪日卯时正，终于大寒日丑时正	终之气在泉	太阳寒水	太阳寒水	同上	

五运

中运	客运	主运	交司时间
金运不及	少商	太角	甲午年大寒日亥时初交初运
	太羽	少徵	春分后十三日亥正一刻交二运
	少角	太宫	芒种后十日子初二刻交三运
	太徵	少商	处暑后七日子正三刻交四运
	少宫	太羽	立冬后四日丑初四刻交五运

节气 · 月建

节气	月建	节气
大寒	丁丑	大寒
立春	正月 戊寅	立春
雨水	二月 己卯	雨水
惊蛰	三月 庚辰	惊蛰
春分	四月 辛巳	春分
清明	五月 壬午	清明
谷雨	六月 癸未	谷雨
立夏	七月 甲申	立夏
小满	八月 乙酉	小满
芒种	九月 丙戌	芒种
夏至	十月 丁亥	夏至
小暑	冬月 戊子	小暑
大暑	腊月	大暑
立秋		立秋
处暑		处暑
白露		白露
秋分		秋分
寒露		寒露
霜降		霜降
立冬		立冬
小雪		小雪
大雪		大雪
冬至		冬至
小寒		小寒

丙申年

中运：水运太过

五运			节气	月建	节气	六气			病证	治法
客运	主运	交司时间				客主加临·交司时间	主气	客气		
太羽	太角	乙未年大寒日黄时初交初运	大寒	己丑	大寒	初之气泉左：始于乙未年大寒日黄时初，终于本年春分日子时初	厥阴风木	少阴君火	参寅申年	参丙寅年
			立春	正月庚寅	立春					
			雨水	二月辛卯	雨水					
			惊蛰		惊蛰					
少角	少徵	春分后十三日寅初正一刻交二运	春分	辛卯	春分	二之气天右：始于春分日子时正，终于小满日戌时初	少阴君火	太阴湿土	同上	
			清明	三月壬辰	清明					
			谷雨	四月癸巳	谷雨					
			立夏		立夏					
			小满		小满					
太徵	太宫	芒种后十日卯初二刻交三运	芒种	五月甲午	芒种	三之气司天：始于小满日亥时正，终于大暑日酉时初	少阳相火	少阳相火	同上	
			夏至	六月乙未	夏至					
			小暑		小暑					
			大暑		大暑					
少宫	少商	处暑后七日卯正三刻交四运	立秋	七月丙申	立秋	四之气天左：始于大暑日酉时正，终于秋分日未时初	太阴湿土	阳明燥金	同上	
			处暑	八月丁酉	处暑					
			白露		白露					
			秋分		秋分					
太商	太羽	立冬后四日辰初四刻交五运	寒露	九月戊戌	寒露	五之气泉右：始于秋分日申时正，终于小雪日午时初	阳明燥金	太阳寒水	同上	
			霜降	十月己亥	霜降					
			立冬		立冬					
			小雪	己亥	小雪	终之气在泉：始于小雪日午时正，终于大寒日辰时初	太阳寒水	厥阴风木	同上	
			大雪	冬月庚子	大雪					
			冬至	腊月	冬至					
			小寒		小寒					

丁　酉　年

中运	客运	主运	五运交司时间	节气	月建	节气	六气交司时间	客主加临（六气）	主气	客气	病证	治法
木运不及	少角	少角	丙申年大寒日巳时初交初运	大寒	辛丑	大寒	初之气：始于丙申年大寒日巳时初，终于本年春分日卯时初	初之气泉左	厥阴风木	太阴湿土	参卯酉年	参丁卯年
				立春	正月 壬寅	立春						
				雨水		雨水						
				惊蛰	二月 癸卯	惊蛰						
	太徵	太徵	春分后十三日巳正一刻交二运	春分		春分	二之气：始于春分日卯正，终于小满日丑时正	二之气天右	少阴君火	少阳相火	同上	
				清明	三月 甲辰	清明						
				谷雨		谷雨						
				立夏	四月 乙巳	立夏						
	少宫	少宫	芒种后十日午初二刻交三运	小满		小满	三之气：始于小满日寅初，终于大暑日子时初	三之气司天	少阳相火	阳明燥金	同上	
				芒种	五月 丙午	芒种						
				夏至		夏至						
				小暑	六月 丁未	小暑						
	太商	太商	处暑后七日午正三刻交四运	大暑		大暑	四之气：始于大暑日子正，终于秋分日戌时正	四之气天左	太阴湿土	太阳寒水	同上	
				立秋	七月 戊申	立秋						
				处暑		处暑						
				白露	八月 己酉	白露						
	少羽	少羽	立冬后四日未初四刻交五运	秋分		秋分	五之气：始于秋分日亥初，终于小雪日酉时初	五之气泉右	阳明燥金	厥阴风木	同上	
				寒露	九月 庚戌	寒露						
				霜降		霜降						
				立冬	十月 辛亥	立冬						
				小雪		小雪	终之气：始于小雪日酉正，终于大寒日未时正	终之气在泉	太阳寒水	少阴君火	同上	
				大雪	冬月 壬子	大雪						
				冬至		冬至						
				小寒	腊月 癸丑	小寒						

戊 戌 年

中运：火运太过

五运

客运	主运	交司时间	节气
太徵	少角	丁酉年大寒日申时初交初运	大寒 立春 雨水 惊蛰
少宫	太徵	春分后十三日申正一刻交二运	春分 清明 谷雨 立夏
太商	少宫	芒种后十日酉时三刻交三运	小满 芒种 夏至 小暑
少羽	太商	处暑后七日酉正三刻交四运	大暑 立秋 处暑 白露
太角	少羽	立冬后四日戌初四刻交五运	秋分 寒露 霜降 立冬 小雪 大雪 冬至 小寒

六气

月建	节气	交司时间	客主加临	主气	客气	病证	治法
癸丑 正月	大寒 立春 雨水 惊蛰	始于丁酉年大寒日申时初，终于本年春分日午时初	初之气 泉左	厥阴风木	少阳相火	参辰戊年	参戊辰年
甲寅 二月	春分	始于春分日午时正，终于小满日辰时正	二之气 天右	少阴君火	阳明燥金	同上	
乙卯 三月	清明 谷雨 立夏	始于小满日巳时初，终于大暑日卯时初	三之气 司天	少阳相火	太阳寒水	同上	
丙辰 四月	小满 芒种 夏至 小暑	始于大暑日卯时正，终于秋分日丑时正	四之气 天左	太阴湿土	厥阴风木	同上	
丁巳 五月 戊午 六月	大暑 立秋 处暑 白露	始于秋分日寅时初，终于小雪日子时初	五之气 泉右	阳明燥金	少阴君火	同上	
己未 七月 庚申 八月 辛酉 九月 壬戌 十月 癸亥 冬月 甲子 腊月	秋分 寒露 霜降 立冬 小雪 大雪 冬至 小寒	始于小雪日子时正，终于大寒日戌时正	终之气 在泉	太阳寒水	太阴湿土	同上	

197

己 亥 年

中运	主运	客运	交司时间（五运）	节气	月建	节气	交司时间（六气）	客主加临	主气	客气	病证	治法
土运不及	少角	少宫	戊戌年大寒日亥时初交初运	大寒 立春 雨水 惊蛰	乙丑 正月 丙寅 二月	大寒 立春 雨水 惊蛰	始于戊戌年大寒日亥时初，终于本年春分日酉时初	初之气 泉左	厥阴风木	阳明燥金	参巳亥年	参己巳年
	太徵	大商	春分后十三日亥时正一刻交二运	春分 清明 谷雨 立夏	丁卯 三月 戊辰 四月	春分 清明 谷雨 立夏	始于春分日酉时正，终于小满日未时初	二之气 天右	少阴君火	太阳寒水	同上	
	少宫	少羽	芒种后十日子初二刻交三运	小满 芒种 夏至 小暑	己巳 五月 庚午 六月	小满 芒种 夏至 小暑	始于小满日未时初，终于大暑日午时正	三之气 司天	少阳相火	厥阴风木	同上	
	太商	大角	处暑后七日子正三刻交四运	大暑 立秋 处暑 白露	辛未 七月 壬申 八月	大暑 立秋 处暑 白露	始于大暑日午时正，终于秋分日辰时初	四之气 天左	太阴湿土	少阴君火	同上	
	少羽	少徵	立冬后四日丑初四刻交五运	秋分 寒露 霜降 立冬	癸酉 九月 甲戌 十月	秋分 寒露 霜降 立冬	始于秋分日辰时初，终于小雪日卯时正	五之气 泉右	阳明燥金	太阴湿土	同上	
				小雪 大雪 冬至 小寒	乙亥 冬月 丙子 腊月	小雪 大雪 冬至 小寒	始于小雪日卯时正，终于大寒日丑时正	终之气 在泉	太阳寒水	少阳相火	同上	

庚　子　年

中运	五运				节气	月建	节气	六气					病证	治法
	客运	主运	交司时间					交司时间	主气加临客主		主气	客气		
金运太过	太商	少角	己亥年大寒日寅时初交初运		大寒	丁丑	大寒立春	初之气泉左　始于己亥年大寒日寅时初，终于本年春分日子时初	主气风木 客气寒水		厥阴风木	太阳寒水	参子午年	上咸寒，中辛温，下酸温，《六元正纪大论》。其余参甲子、甲午年
					立春	正月戊寅								
			春分后十三日寅正一刻交二运		雨水		雨水惊蛰	二之气天右					同上	
					惊蛰	二月己卯								
	少羽	太徵			春分		春分	始于春分日子时正，终于小满日戌时正	主气君火 客气风木		少阴君火	厥阴风木		
					清明	三月庚辰	清明谷雨	三之气司天					同上	
					谷雨									
					立夏	四月辛巳	立夏小满	始于小满日亥时初，终于大暑日酉时初	主气相火 客气君火		少阳相火	少阴君火		
					小满									
	太角	少宫	芒种后十日卯初二刻交三运		芒种	五月壬午	芒种夏至	四之气天左					同上	
					夏至									
					小暑	六月癸未	小暑大暑	始于大暑日酉时正，终于秋分日未时正	主气湿土 客气湿土		太阴湿土	太阴湿土		
					大暑									
					立秋	七月甲申	立秋处暑	五之气泉右					同上	
	少徵	太商	处暑后七日卯正三刻交四运		处暑									
					白露	八月乙酉	白露秋分	始于秋分日申时初，终于小雪日午时初	主气燥金 客气相火		阳明燥金	少阳相火		
					秋分									
					寒露	九月丙戌	寒露霜降	终之气在泉					同上	
					霜降									
	太宫	少羽	立冬后四日辰初四刻交五运		立冬	十月丁亥	立冬小雪	始于小雪日午时正，终于大寒日辰时正	主气寒水 客气燥金		太阳寒水	阳明燥金		
					小雪									
					大雪	冬月戊子	大雪冬至小寒							
					冬至									
					小寒	腊月								

辛 丑 年

五运（水运不及）

中运	主运	客运	交司时间
水运不及	少角	少羽	庚子年大寒日巳时初交初运
	太徵	太角	春分后十三日巳时正一刻交二运
	少宫	少徵	芒种后十日午初二刻交三运
	太商	太宫	处暑后七日午正三刻交四运
	少羽	少商	立冬后四日未初四刻交五运

节气—月建对照

节气	月建	节气	月建
大寒	己丑	大暑	六月乙未
立春	正月 庚寅	立秋	七月丙申
雨水	正月	处暑	七月
惊蛰	二月 辛卯	白露	八月丁酉
春分	二月	秋分	八月
清明	三月 壬辰	寒露	九月戊戌
谷雨	三月	霜降	九月
立夏	四月 癸巳	立冬	十月己亥
小满	四月	小雪	十月
芒种	五月 甲午	大雪	冬月庚子
夏至	五月	冬至	冬月
小暑	六月 乙未	小寒	腊月

六气（客主加临）

六气	交司时间	主气	客气	病证	治法
初之气 泉左	始于庚子年大寒日巳时初，终于本年春分日卯时初	厥阴风木	厥阴风木	参丑未年	上苦热，中苦和，下苦热（《六元正纪大论》）。其余参乙丑、乙未年
二之气 天右	始于春分日卯时正，终于小满日丑时初	少阴君火	少阴君火	同上	
三之气 司天	始于小满日寅时初，终于大暑日子时初	少阳相火	太阴湿土	同上	
四之气 天左	始于大暑日子时正，终于秋分日戌时初	太阴湿土	少阳相火	同上	
五之气 泉右	始于秋分日亥时初，终于小雪日酉时初	阳明燥金	阳明燥金	同上	
终之气 在泉	始于小雪日酉时正，终于大寒日未时正	太阳寒水	太阳寒水	同上	

壬　寅　年

五运				六气							病证	治法
中运	客运	主运	交司时间	节气	月建	节气	交司时间	客主加临	主气	客气		
木运太过	太角	太角	辛丑年大寒日申时初初交初运	大寒 立春 雨水 惊蛰	辛丑 正月 壬寅 二月	大寒 立春 雨水 惊蛰	始于辛丑年大寒日申时初，终于本年春分日卯时初	初之气 主气泉左 客气君火	厥阴风木	少阴君火	参寅申年	上咸寒，中酸和，下辛凉（《六元正纪大论》），以下各表中"某淫所胜"和"某淫于内"的治法皆参考年支相同的年份
	少徵	少徵	春分后十三日申正一刻交二运	春分 清明 谷雨 立夏	癸卯 三月 甲辰 四月	春分 清明 谷雨 立夏	始于春分日卯时正，终于小满日丑时正	二之气天右 主气君火 客气湿土	少阴君火	太阴湿土	同上	
	太宫	太宫	芒种后十日酉初二刻交三运	小满 芒种 夏至 小暑	乙巳 五月 丙午 六月	小满 芒种 夏至 小暑	始于小满日寅时初，终于大暑日子时初	三之气司天 主气相火 客气相火	少阳相火	少阳相火	同上	
	少商	少商	处暑后七日酉正三刻交四运	大暑 立秋 处暑 白露	丁未 七月 戊申 八月	大暑 立秋 处暑 白露	始于大暑日子时正，终于秋分日戌时正	四之气天左 主气湿土 客气燥金	太阴湿土	阳明燥金	同上	
	太羽	太羽	立冬后四日许褚素科教五运	秋分 寒露 霜降 立冬	己酉 九月 庚戌 十月	秋分 寒露 霜降 立冬	始于秋分日亥时初，终于小雪日酉时初	五之气泉右 主气燥金 客气寒水	阳明燥金	太阳寒水	同上	
				小雪 大雪 冬至 小寒	辛亥 冬月 壬子 腊月	小雪 大雪 冬至 小寒	始于小雪日酉时正，终于大寒日未时正	终之气在泉 主气寒水 客气风木	太阳寒水	厥阴风木	同上	

癸卯年

五运 中运	客运	主运	交司时间	节气	月建	节气	六气 交司时间	客主加临 主气	客主加临 客气	病证	治法
火运不及	少徵	太角	壬寅年大寒日亥时初交初运	大寒	癸丑	大寒	初之气泉左 始于壬寅年大寒日亥时初，终于本年春分日酉时初	厥阴风木	太阴湿土	参卯酉年	上苦小温，中咸温，下咸寒《六元正纪大论》
				立春	正月	立春					
				雨水	甲寅	雨水					
				惊蛰	二月	惊蛰					
	太宫	少徵	春分后十三日亥正一刻交二运	春分	乙卯	春分	二之气天右 始于春分日酉时正，终于小满日未时初	少阴君火	少阳相火	同上	
				清明	三月	清明					
				谷雨	丙辰	谷雨					
				立夏	四月	立夏					
				小满	丁巳	小满	三之气司天 始于小满日申时初，终于大暑日午时正	少阳相火	阳明燥金	同上	
	少商	太宫	芒种后十日子初二刻交三运	芒种	五月	芒种					
				夏至	戊午	夏至					
				小暑	六月	小暑					
				大暑	己未	大暑	四之气天左 始于大暑日午时正，终于秋分日辰时初	太阴湿土	太阳寒水	同上	
				立秋	七月	立秋					
	太羽	少商	处暑后七日子正三刻交四运	处暑	庚申	处暑					
				白露	八月	白露					
				秋分	辛酉	秋分	五之气泉右 始于秋分日巳时初，终于小雪日卯时正	阳明燥金	厥阴风木	同上	
				寒露	九月	寒露					
				霜降	壬戌	霜降					
	少角	太羽	立冬后四日丑初四刻交五运	立冬	十月	立冬					
				小雪	癸亥	小雪	终之气在泉 始于小雪日卯时正，终于大寒日丑时初	太阳寒水	少阴君火	同上	
				大雪	冬月	大雪					
				冬至	甲子	冬至					
				小寒	腊月	小寒					

甲辰年

五运

中运	客运	主运	交司时间
土运太过	太宫	太角	癸卯年大寒日寅时初交初运
	少商	少徵	春分后十三日寅正一刻交二运
	太羽	太宫	芒种后十日卯初二刻交三运
	少角	少商	处暑后七日卯正三刻交四运
	太徵	太羽	立冬后四日辰初四刻交五运

节气：大寒　立春　雨水　惊蛰　春分　清明　谷雨　立夏　小满　芒种　夏至　小暑　大暑　立秋　处暑　白露　秋分　寒露　霜降　立冬　小雪　大雪　冬至　小寒

月建：乙丑　正月丙寅　二月丁卯　三月戊辰　四月己巳　五月庚午　六月辛未　七月壬申　八月癸酉　九月甲戌　十月乙亥　冬月丙子　腊月

六气

节气	交司时间	六气（客主加临）	主气	客气	病证	治法
大寒～春分	始于癸卯年大寒日寅时初，终于本年春分日子时初	初之气泉左	厥阴风木	少阳相火	参辰戌年	上苦热，中苦温，下苦温《六元正纪大论》
春分～小满	始于春分日子时正，终于小满日戌时初	二之气天右	少阴君火	阳明燥金	同上	
小满～大暑	始于小满日亥时初，终于大暑日酉时初	三之气司天	少阳相火	太阳寒水	同上	
大暑～秋分	始于大暑日酉时正，终于秋分日未时初	四之气天左	太阴湿土	厥阴风木	同上	
秋分～小雪	始于秋分日申时初，终于小雪日午时初	五之气泉右	阳明燥金	少阴君火	同上	
小雪～大寒	始于小雪日午时正，终于大寒日辰时初	终之气在泉	太阳寒水	太阴湿土	同上	

乙 巳 年

五运				节气	月建	节气	六气				病证	治法
中运	客运	主运	交司时间				交司时间	客主加临	主气	客气		
金运不及	少商	太角	甲辰年大寒日巳时初交初运	大寒 立春 雨水 惊蛰	丁丑月 正月戊寅 二月己卯	大寒 立春 雨水 惊蛰	初之气泉左 始于甲辰年大寒日巳时初，终于本年春分日卯时初	主气厥阴风木 客气阳明燥金	厥阴风木	阳明燥金	参巳亥年	上辛凉，中酸和，下咸寒（《六元正纪大论》）
	太羽	少徵	春分后十三日巳正一刻交二运	春分 清明 谷雨 立夏	三月庚辰 四月辛巳	春分 清明 谷雨 立夏	二之气天右 始于春分日卯正，终于小满日丑时正	主气少阴君火 客气太阳寒水	少阴君火	太阳寒水	同上	
	少角	太宫	芒种后十日午初二刻交三运	小满 芒种 夏至 小暑	五月壬午 六月癸未	小满 芒种 夏至 小暑	三之气司天 始于小满日寅时初，终于大暑日子时初	主气少阳相火 客气厥阴风木	少阳相火	厥阴风木	同上	
	太徵	少商	处暑后七日午正三刻交四运	大暑 立秋 处暑 白露	七月甲申 八月乙酉	大暑 立秋 处暑 白露	四之气天左 始于大暑日子正，终于秋分日戌时正	主气太阴湿土 客气少阴君火	太阴湿土	少阴君火	同上	
	少宫	太羽	立冬后四日未初四刻交五运	秋分 寒露 霜降 立冬	九月丙戌 十月丁亥	秋分 寒露 霜降 立冬	五之气泉右 始于秋分日亥时初，终于小雪日酉时初	主气阳明燥金 客气太阴湿土	阳明燥金	太阴湿土	同上	
				小雪 大雪 冬至 小寒	冬月戊子 腊月己丑	小雪 大雪 冬至 小寒	终之气在泉 始于小雪日酉正，终于大寒日未时正	主气太阳寒水 客气少阳相火	太阳寒水	少阳相火	同上	

丙 午 年

五运

中运：水运太过

主运	客运	交司时间	节气
太角	太羽	乙巳年大寒日申时初交初运	大寒 立春 雨水 惊蛰
少徵	少角	春分后十三日申正时一刻交二运	春分 清明 谷雨 立夏
太宫	太徵	芒种后十日酉初三刻交三运	小满 芒种 夏至 小暑
少商	少宫	处暑后七日酉正三刻交四运	大暑 立秋 处暑 白露
太羽	太商	立冬后四日戌初四刻交五运	秋分 寒露 霜降 立冬 小雪 大雪 冬至 小寒

月建：己丑 正月庚寅 二月辛卯 三月壬辰 四月癸巳 五月甲午 六月乙未 七月丙申 八月丁酉 九月戊戌 十月己亥 冬月庚子 腊月

六气

节气	交司时间	客主加临（主气 / 客气）	病证	治法
大寒 立春 雨水 惊蛰	初之气泉左 始于乙巳年大寒日申时初，终于本年春分日午时初	主气厥阴风木 / 客气太阳寒水	参子午年	参丙子年
春分 清明 谷雨 立夏	二之气天右 始于春分日午正，终于小满日辰时正	主气少阴君火 / 客气厥阴风木	同上	
小满 芒种 夏至 小暑	三之气司天 始于小满日巳时初，终于大暑日卯时初	主气少阳相火 / 客气少阴君火	同上	
大暑 立秋 处暑 白露	四之气天左 始于大暑日卯正，终于秋分日丑时正	主气太阴湿土 / 客气太阴湿土	同上	
秋分 寒露 霜降 立冬	五之气泉右 始于秋分日寅时初，终于小雪日子时初	主气阳明燥金 / 客气少阳相火	同上	
小雪 大雪 冬至 小寒	终之气在泉 始于小雪日子正，终于大寒日戌时正	主气太阳寒水 / 客气阳明燥金	同上	

205

丁　未　年

五运

中运	客运	主运	交司时间
木运不及	少角	少角	丙午年大寒日亥时初交初运
	太徵	太徵	春分后十三日亥正一刻交二运
	少宫	少宫	芒种后十日子初时初二刻交三运
	太商	太商	处暑后七日子正三刻交四运
	少羽	少羽	立冬后四日丑初四刻交五运

节气

节气	月建	节气
大寒	辛丑	大寒
立春	正月壬寅	立春
雨水		雨水
惊蛰	二月癸卯	惊蛰
春分		春分
清明	三月甲辰	清明
谷雨		谷雨
立夏	四月乙巳	立夏
小满		小满
芒种	五月丙午	芒种
夏至		夏至
小暑	六月丁未	小暑
大暑		大暑
立秋	七月戊申	立秋
处暑		处暑
白露	八月己酉	白露
秋分		秋分
寒露	九月庚戌	寒露
霜降		霜降
立冬	十月辛亥	立冬
小雪		小雪
大雪	冬月壬子	大雪
冬至		冬至
小寒	腊月	小寒

六气

客主加临	交司时间	主气	客气	病证	治法
初之气天左	始于丙午年大寒日亥时初，终于本年春分日酉时初	厥阴风木	厥阴风木	参丑未年	参丁丑年
二之气天右	始于春分日酉时正，终于小满日未时正	少阴君火	少阴君火	同上	
三之气司天	始于小满日申时初，终于大暑日午时初	少阳相火	太阴湿土	同上	
四之气天左	始于大暑日午时正，终于秋分日辰时正	太阴湿土	少阳相火	同上	
五之气泉右	始于秋分日巳时初，终于小雪日卯时初	阳明燥金	阳明燥金	同上	
终之气在泉	始于小雪日卯时正，终于大寒日丑时正	太阳寒水	太阳寒水	同上	

戊申年

中运：火运太过

五运：

客运	主运	交司时间
太徵	少角	丁未年大寒日黄时初交初运
少宫	太徵	春分后十三日黄正一刻交二运
太商	少宫	芒种后十日卯初二刻交三运
少羽	太商	处暑后七日卯正三刻交四运
太角	少羽	立冬后四日辰初四刻交五运

节气、月建：

节气	月建	节气
大寒 立春	癸丑　正月甲寅	大寒　立春雨水
雨水 惊蛰	二月乙卯	惊蛰　春分
春分 清明	三月丙辰	清明谷雨　立夏
谷雨 立夏	四月丁巳	小满
小满 芒种	五月戊午	芒种夏至　小暑
夏至 小暑	六月己未	大暑立秋
大暑 立秋	七月庚申	处暑
处暑 白露	八月辛酉	白露秋分
秋分 寒露	九月壬戌	寒露
霜降 立冬	十月癸亥	霜降立冬
小雪 大雪	冬月甲子	小雪
冬至 小寒	腊月	大雪冬至　小寒

六气：

六气	交司时间	客主加临	主气	客气	病证	治法
初之气	始于丁未年大寒日黄时初，终于本年春分日子时初	客主加临泉左	厥阴风木	少阴君火	参黄申年	参戊寅年
二之气	始于春分日子时正，终于小满日戌时初	主气天右	少阴君火	太阴湿土	同上	
三之气	始于小满日亥时初，终于大暑日酉时正	客气司天	少阳相火	少阳相火	同上	
四之气	始于大暑日酉时正，终于秋分日未时正	主气天左	太阴湿土	阳明燥金	同上	
五之气	始于秋分日申时初，终于小雪日午时初	主气泉右	阳明燥金	太阳寒水	同上	
终之气	始于小雪日午时正，终于大寒日辰时正	客气在泉	太阳寒水	厥阴风木	同上	

己 酉 年

五运				节气	月建	节气	六气			病证	治法
中运	客运	主运	交司时间				交司时间／客主加临	主气	客气		
土运不及	少宫	少角	戊申年大寒日巳时初交初运	大寒	乙丑	大寒	初之气（泉左）始于戊申年大寒日巳时初，终于本年春分日卯时初	厥阴风木	太阴湿土	参卯酉年	参己卯年
				立春	正月 丙寅	立春					
				雨水		雨水					
				惊蛰	二月 丁卯	惊蛰					
	太商	太徵	春分后十三日巳正一刻交二运	春分		春分	二之气（司天右）始于春分日卯时正，终于小满日丑时正	少阴君火	少阳相火	同上	
				清明	三月 戊辰	清明					
				谷雨		谷雨					
				立夏	四月 己巳	立夏					
				小满		小满	三之气（司天）始于小满日寅时初，终于大暑日子时初	少阳相火	阳明燥金	同上	
	少羽	少宫	芒种后十日午初二刻交三运	芒种	五月 庚午	芒种					
				夏至		夏至					
				小暑	六月 辛未	小暑					
				大暑		大暑	四之气（司天左）始于大暑日子时正，终于秋分日戌时正	太阴湿土	太阳寒水	同上	
				立秋	七月 壬申	立秋					
	太角	太商	处暑后七日午正三刻交四运	处暑		处暑					
				白露	八月 癸酉	白露					
				秋分		秋分	五之气（泉右）始于秋分日亥时初，终于小雪日酉时初	阳明燥金	厥阴风木	同上	
				寒露	九月 甲戌	寒露					
				霜降		霜降					
	少徵	少羽	立冬后四日未初四刻交五运	立冬	十月 乙亥	立冬					
				小雪		小雪	终之气（在泉）始于小雪日酉时正，终于大寒日未时正	太阳寒水	少阴君火	同上	
				大雪	冬月 丙子	大雪					
				冬至		冬至					
				小寒	腊月 丁丑	小寒					

庚戌年

五运

中运	主运	客运	交司时间
金运太过	少角	太商	己酉年大寒日申时初交初运
	太徵	少羽	春分后十三日申正一刻交二运
	少宫	太角	芒种后十日酉初二刻交三运
	太商	少徵	处暑后七日酉正三刻交四运
	少羽	太宫	立冬后四日戌初四刻交五运

（节气：大寒 立春 雨水 惊蛰 春分 清明 谷雨 立夏 小满 芒种 夏至 小暑 大暑 立秋 处暑 白露 秋分 寒露 霜降 立冬 小雪 大雪 冬至 小寒）

六气

节气	月建	交司时间	客主加临	主气	客气	病证	治法
大寒 立春 雨水 惊蛰	丁丑月 正月戊寅	始于己酉年大寒日申时初,终于本年春分日午时初	初之气 泉左	厥阴风木	少阳相火	参辰戊年	参庚辰年
春分 清明 谷雨 立夏	二月己卯 三月庚辰	始于春分日午时正,终于小满日辰时初	二之气 天右	少阴君火	阳明燥金	同上	
小满 芒种 夏至 小暑	四月辛巳 五月壬午	始于小满日巳时正,终于大暑日卯时初	三之气 司天	少阳相火	太阳寒水	同上	
大暑 立秋 处暑 白露	六月癸未 七月甲申	始于大暑日卯时正,终于秋分日丑时初	四之气 天左	太阴湿土	厥阴风木	同上	
秋分 寒露 霜降 立冬	八月乙酉 九月丙戌	始于秋分日寅时正,终于小雪日子时初	五之气 泉右	阳明燥金	少阴君火	同上	
小雪 大雪 冬至 小寒	十月丁亥 冬月戊子 腊月	始于小雪日子时正,终于大寒日戌时初	终之气 在泉	太阳寒水	太阴湿土	同上	

209

辛 亥 年

五运

中运	客运	主运	交司时间
水运不及	少羽	少角	庚戌年大寒日亥时初交初运
	太角	太徵	春分后十三日子初时初一刻交二运
	少徵	少宫	芒种后十日子初二刻交三运
	太宫	太商	处暑后七日子正三刻交四运
	少商	少羽	立冬后四日丑初四刻交五运

节气、月建

节气	月建	节气
大寒	己丑	大寒
立春	正月	立春
雨水	庚寅	雨水
惊蛰	二月 辛卯	惊蛰
春分	三月 壬辰	春分
清明		清明
谷雨	三月 壬辰	谷雨
立夏	四月 癸巳	立夏
小满	四月 癸巳	小满
芒种	五月 甲午	芒种
夏至		夏至
小暑	六月 乙未	小暑
大暑	六月 乙未	大暑
立秋	七月 丙申	立秋
处暑	七月 丙申	处暑
白露	八月 丁酉	白露
秋分		秋分
寒露	九月 戊戌	寒露
霜降	九月 戊戌	霜降
立冬	十月 己亥	立冬
小雪	十月 己亥	小雪
大雪	冬月 庚子	大雪
冬至		冬至
小寒	腊月	小寒

六气（主气加临、客主泉左）

气	交司时间	主气	客气	病证	治法
初之气	始于庚戌年大寒日亥时初，终于本年春分日酉时初	主气风木（厥阴风木）	客气燥金（阳明燥金）	参巳亥年	参辛巳年
二之气（天右）	始于春分后三日酉时正，终于小满日未时正	少阴君火	太阳寒水	同上	
三之气（司天）	始于小满日申时初，终于大暑日午时初	少阳相火	厥阴风木	同上	
四之气（天左）	始于大暑日午时正，终于秋分日辰时正	太阴湿土	少阴君火	同上	
五之气（泉右）	始于秋分日巳时初，终于小雪日卯时初	阳明燥金	太阴湿土	同上	
终之气（在泉）	始于小雪日卯时正，终于大寒日丑时正	太阳寒水	少阳相火	同上	

壬子年

五运

中运	客运	主运	交司时间
木运太过	太角	太角	辛亥年大寒日黄时初交初运
	少徵	少徵	春分后十三日黄正一刻交二运
	太宫	太宫	芒种后十日卯初二刻交三运
	少商	少商	处暑后七日卯初三刻交四运
	太羽	太羽	立冬后四日辰初四刻交五运

节气、月建

节气	月建	节气
大寒	辛丑	大寒
立春	正月	立春
雨水	壬寅	雨水
惊蛰	二月	惊蛰
春分	癸卯	春分
清明	三月	清明
谷雨	甲辰	谷雨
立夏	四月	立夏
小满	乙巳	小满
芒种	五月	芒种
夏至	丙午	夏至
小暑	六月	小暑
大暑	丁未	大暑
立秋	七月	立秋
处暑	戊申	处暑
白露	八月	白露
秋分	己酉	秋分
寒露	九月	寒露
霜降	庚戌	霜降
立冬	十月	立冬
小雪	辛亥	小雪
大雪	冬月	大雪
冬至	壬子	冬至
小寒	腊月	小寒

六气

六气	交司时间	客主加临	主气	客气	病证	治法
初之气	始于辛亥年大寒日黄时初，终于本年春分日子时初	主气泉左	厥阴风木	太阳寒水	参子午年	上咸寒，中酸温，下酸凉（《六元正纪大论》）
二之气	始于春分日子时正，终于小满日戌时正	二之气天右	少阴君火	厥阴风木	同上	
三之气	始于小满日亥时初，终于大暑日酉时初	主气君火 客气风木 / 三之气司天	少阳相火	少阴君火	同上	
四之气	始于大暑日酉时正，终于秋分日未时初	主气相火 客气君火 / 四之气天左	太阴湿土	太阴湿土	同上	
五之气	始于秋分日申时初，终于小雪日午时初	主气湿土 客气湿土 / 五之气泉右	阳明燥金	少阳相火	同上	
终之气	始于小雪日午时正，终于大寒日辰时正	主气燥金 客气相火 / 主气寒水 客气燥金 / 终之气在泉	太阳寒水	阳明燥金	同上	

癸丑年

五运

中运	主运	客运	交司时间	节气
火运不及	太角	少徵	壬子年大寒日巳时初初交初运	大寒　立春　雨水　惊蛰
	少徵	太宫	春分后十三日巳正一刻交二运	春分　清明　谷雨　立夏
	太宫	少商	芒种后十日午初二刻交三运	小满　芒种　夏至　小暑
	少商	太羽	处暑后七日午正三刻交四运	大暑　立秋　处暑　白露
	太羽	少角	立冬后四日未初四刻交五运	秋分　寒露　霜降　立冬　小雪　大雪　冬至　小寒

六气

六气	客主加临	节气	月建	交司时间	主气	客气	病证	治法
初之气	客主加临之泉左	大寒　立春　雨水　惊蛰	癸丑　正月甲寅　二月乙卯	始于壬子年大寒日巳时初，终于本年春分日卯时初	厥阴风木	厥阴风木	参丑未年	上苦温，中甘和，下甘热（《六元正纪大论》）
二之气	之司天右	春分　清明　谷雨　立夏	三月丙辰　四月丁巳	始于春分日卯时正，终于小满日丑时正	少阴君火	少阴君火	同上	
三之气	之司天	小满　芒种　夏至　小暑	五月戊午　六月己未	始于小满日寅时初，终于大暑日子时初	少阳相火	太阴湿土	同上	
四之气	之天左	大暑　立秋　处暑　白露	七月庚申　八月辛酉	始于大暑日子时正，终于秋分日戌时正	太阴湿土	少阳相火	同上	
五之气	之泉右	秋分　寒露　霜降　立冬	九月壬戌　十月癸亥	始于秋分日亥时初，终于小雪日酉时初	阳明燥金	阳明燥金	同上	
终之气	之气在泉	小雪　大雪　冬至　小寒	冬月甲子　腊月	始于小雪日酉时正，终于大寒日未时正	太阳寒水	太阳寒水	同上	

甲寅年

中运：土运大过

五运

主运	客运	交司时间
太角	太宫	癸丑年大寒日巳时初交初运
少徵	少商	春分后十三日巳正一刻交二运
太宫	太羽	芒种后十日午初二刻交三运
少商	少角	处暑后七日午正三刻交四运
太羽	太徵	立冬后四日未初四刻交五运

节气／月建：乙丑月（大寒、立春、雨水、惊蛰、春分），正月丙寅，二月丁卯，三月戊辰，四月己巳，五月庚午，六月辛未，七月壬申，八月癸酉，九月甲戌，十月乙亥，冬月丙子，腊月（清明、谷雨、立夏、小满、芒种、夏至、小暑、大暑、立秋、处暑、白露、秋分、寒露、霜降、立冬、小雪、大雪、冬至、小寒）

六气

六气	交司时间	客主加临	主气	客气	病证	治法
初之气 泉左	始于癸丑年大寒日巳时初，终于本年春分日卯时初	主气厥阴风木 客气少阴君火	厥阴风木	少阴君火	参寅申年	上咸寒，中辛和，下辛正凉（《六元正纪大论》）
二之气 天右	始于春分日卯时正，终于小满日丑时正	主气少阴君火 客气太阴湿土	少阴君火	太阴湿土	同上	
三之气 司天	始于小满日寅时初，终于大暑日子时初	主气少阳相火 客气少阳相火	少阳相火	少阳相火	同上	
四之气 天左	始于大暑日子时正，终于秋分日戌时正	主气太阴湿土 客气阳明燥金	太阴湿土	阳明燥金	同上	
五之气 泉右	始于秋分日亥时初，终于小雪日酉时初	主气阳明燥金 客气太阳寒水	阳明燥金	太阳寒水	同上	
终之气 在泉	始于小雪日酉时正，终于大寒日未时正	主气太阳寒水 客气厥阴风木	太阳寒水	厥阴风木	同上	

乙卯年

中运	五运 客运	五运 主运	五运 交司时间	节气（前）	月建	节气（后）	六气位次	六气 交司时间	客主加临 主气	客主加临 客气	病证	治法
金运不及	少商	太角	甲寅年大寒日亥时初交初运	大寒 立春 雨水 惊蛰	丁丑 正月戊寅 二月己卯	大寒 立春 雨水 惊蛰	初之气 泉左	始于甲寅年大寒日亥时初，终于本年春分日酉时初	厥阴风木	太阴湿土	参卯酉年	上苦小温，中苦苦热，下咸寒（《六元正纪大论》）
	太羽	少徵	春分后十三日亥正二刻交二运	春分 清明 谷雨 立夏	三月庚辰 四月辛巳	春分 清明 谷雨 立夏	二之气 天右	始于春分日酉时正，终于小满日未时正	少阴君火	少阳相火	同上	
				小满 芒种		小满 芒种	三之气 司天	始于小满日申时初，终于大暑日午时初	少阳相火	阳明燥金	同上	
	少角	太宫	芒种后十日子初二刻交三运	夏至 小暑 大暑 立秋	五月壬午 六月癸未	夏至 小暑 大暑 立秋	四之气 天左	始于大暑日午时正，终于秋分日辰时正	太阴湿土	太阳寒水	同上	
	太徵	少商	处暑后七日子正三刻交四运	处暑 白露 秋分 寒露	七月甲申 八月乙酉	处暑 白露 秋分 寒露	五之气 泉右	始于秋分日巳时初，终于小雪日卯时初	阳明燥金	厥阴风木	同上	
	少宫	太羽	立冬后四日丑初四刻交五运	霜降 立冬 小雪 大雪 冬至 小寒	九月丙戌 十月丁亥 戊子 腊月	霜降 立冬 小雪 大雪 冬至 小寒	终之气 在泉	始于小雪日卯时正，终于大寒日丑时正	太阳寒水	少阴君火	同上	

丙辰年

五运				节气	月建	节气	六气				病证	治法
中运	客运	主运	交司时间	节气	月建	节气	交司时间	客主加临	主气	客气	病证	治法
水运太过	太羽	太角	乙卯年大寒日寅时初交初运	大寒 立春 雨水 惊蛰	己丑 正月庚寅 二月辛卯	大寒 立春 雨水 惊蛰	始于乙卯年大寒日子时初，终于本年春分日子时初	初之气客气泉左	厥阴风木	少阳相火	参辰戌年	上苦热，中咸温，下甘热（《六元正纪大论》）
	少角	少徵	春分后十三日寅正一刻交二运	春分 清明 谷雨 立夏	辛卯 三月壬辰 四月癸巳	春分 清明 谷雨 立夏	始于春分日子时正，终于小满日戌时初	二之气天右	少阴君火	阳明燥金	同上	
	太徵	太宫	芒种后十日卯初二刻交三运	小满 芒种 夏至 小暑	癸巳 五月甲午 六月乙未	小满 芒种 夏至 小暑	始于小满日亥时初，终于大暑日酉时正	三之气司天	少阳相火	太阳寒水	同上	
	少宫	少商	处暑后七日卯正三刻交四运	大暑 立秋 处暑 白露	乙未 七月丙申 八月丁酉	大暑 立秋 处暑 白露	始于大暑日酉时初，终于秋分日未时正	四之气天左	太阴湿土	厥阴风木	同上	
	太商	太羽	立冬后四日辰初四刻交五运	秋分 寒露 霜降 立冬	丁酉 九月戊戌 十月己亥	秋分 寒露 霜降 立冬	始于秋分日申时初，终于小雪日午时正	五之气泉右	阳明燥金	少阴君火	同上	
				小雪 大雪 冬至 小寒	己亥 冬月庚子 腊月辛丑	小雪 大雪 冬至 小寒	始于小雪日子时正，终于大寒日丑时正	终之气在泉	太阳寒水	太阴湿土	同上	

丁巳年

五运

中运	客运	主运	交司时间	节气
木运不及	少角	少角	丙辰年大寒日巳时初交初运	大寒 立春 雨水 惊蛰 春分
	太徵	太徵	春分后十三日巳正二刻交二运	清明 谷雨 立夏
	少宫	少宫	芒种后十日午初二刻交三运	小满 芒种 夏至 小暑
	太商	太商	处暑后七日未初三刻交四运	大暑 立秋 处暑 白露
	少羽	少羽	立冬后四日申正四刻交五运	秋分 寒露 霜降 立冬 小雪 大雪 冬至 小寒

月建

节气	月建
大寒	辛丑
立春	正月
雨水	壬寅
惊蛰	二月
春分	癸卯
清明	三月
谷雨	甲辰
立夏	四月
小满	乙巳
芒种	五月
夏至	丙午
小暑	六月
大暑	丁未
立秋	七月
处暑	戊申
白露	八月
秋分	己酉
寒露	九月
霜降	庚戌
立冬	十月
小雪	辛亥
大雪	冬月
冬至	壬子
小寒	腊月

六气

交司时间	客主加临	主气	客气	病证	治法
始于丙辰年大寒日巳时初，终于本年春分日卯时初	初之气 客之气泉左	厥阴风木	阳明燥金	参巳亥年	上辛凉，中咸和，下咸寒，《六元正纪大论》
始于春分日卯时正，终于小满日丑时正	二之气 气天右	少阴君火	太阳寒水	同上	
始于小满日寅时，终于大暑日子时初	三之气 司天	少阳相火	厥阴风木	同上	
始于大暑日子时正，终于秋分日戌时初	四之气 天左	太阴湿土	少阴君火	同上	
始于秋分日亥时初，终于小雪日酉时正	五之气 泉右	阳明燥金	太阴湿土	同上	
始于小雪日酉时正，终于大寒日未时正	终之气 在泉	太阳寒水	少阳相火	同上	

戊午年

五运（中运：火运太过）

主运	客运	交司时间
少角	太徵	丁巳年大寒日申时初初交初运
太徵	少宫	春分后十三日申时正一刻交二运
少宫	太商	芒种后十日酉初二刻交三运
太商	少羽	处暑后七日酉正三刻交四运
少羽	太角	立冬后四日戌初四刻交五运

六气

六气	交司时间	客主加临	主气	客气	病证	治法
初之气	始于丁巳年大寒日申时初，终于春分日午时初	客主泉左	厥阴风木	太阳寒水	参子午年	参戊午年
二之气	始于春分日午时正，终于小满日辰时正	之天右	少阴君火	厥阴风木	同上	
三之气	始于小满日巳时初，终于大暑日卯时初	之司天	少阳相火	少阴君火	同上	
四之气	始于大暑日卯时正，终于秋分日丑时正	之天左	太阴湿土	太阴湿土	同上	
五之气	始于秋分日寅时初，终于小雪日子时初	之泉右	阳明燥金	少阳相火	同上	
终之气	始于小雪日子时正，终于大寒日戌时正	客之气在泉	太阳寒水	阳明燥金	同上	

月建·节气

月建	节气	六气节气
癸丑	大寒	大寒
正月甲寅	立春	立春
二月乙卯	雨水	雨水
三月丙辰	惊蛰	惊蛰
四月丁巳	春分	春分
五月戊午	清明	清明
六月己未	谷雨	谷雨
七月庚申	立夏	立夏
八月辛酉	小满	小满
九月壬戌	芒种	芒种
十月癸亥	夏至	夏至
冬月甲子	小暑	小暑
腊月	大暑	大暑

己未年

中运：土运不及

五运

主运	客运	交司时间
少角	少宫	戊午年大寒日亥时初交初运
太徵	太商	春分后十三日亥正一刻交二运
少宫	少羽	芒种后十日子初交三运
太商	太角	处暑后七日子正三刻交四运
少羽	少徵	立冬后四日丑初四刻交五运

节气 · 月建

节气	月建	节气
大寒 立春	乙丑 正月	大寒 立春
雨水 惊蛰	丙寅 二月	雨水 惊蛰
春分 清明	丁卯 三月	春分 清明
谷雨 立夏	戊辰 四月	谷雨 立夏
小满 芒种	己巳 五月	小满 芒种
夏至 小暑	庚午 六月	夏至 小暑
大暑 立秋	辛未 七月	大暑 立秋
处暑 白露	壬申 八月	处暑 白露
秋分 寒露	癸酉 九月	秋分 寒露
霜降 立冬	甲戌 十月	霜降 立冬
小雪 大雪	乙亥 冬月	小雪 大雪
冬至 小寒	丙子 腊月	冬至 小寒

六气

六气	交司时间	主气	客气	病证	治法
初之气（客主加临 客之气泉左）	始于戊午年大寒日亥时初，终于本年春分日酉时初	厥阴风木	厥阴风木	参丑未年	参己丑年
二之气天右	始于春分日酉时正，终于小满日未时正	少阴君火	少阴君火	同上	
三之气司天	始于小满日未时初，终于大暑日午时初	少阳相火	太阴湿土	同上	
四之气天左	始于大暑日午时正，终于秋分日辰时正	太阴湿土	少阳相火	同上	
五之气泉右	始于秋分日辰时初，终于小雪日巳时初	阳明燥金	阳明燥金	同上	
终之气在泉	始于小雪日卯时正，终于大寒日丑时正	太阳寒水	太阳寒水	同上	

庚申年

五运

中运	运次	客运	主运	交司时间
金运太过	初运	太商	少角	己未年大寒日黄寅时初交初运
	二运	少羽	太徵	春分后十三日黄寅正一刻交二运
	三运	太角	少宫	芒种后十日卯初二刻交三运
	四运	少徵	太商	处暑后七日卯正三刻交四运
	五运	太宫	少羽	立冬后四日辰初四刻交五运

六气

六气	交司时间	客主加临	主气	客气	病证	治法
初之气（泉左）	始于己未年大寒日寅时初，终于本年春分日子时初	主气风木 客气君火	厥阴风木	少阴君火	参庚寅年	参庚寅年
二之气（天右）	始于春分日子时正，终于小满日戌时正	主气君火 客气湿土	少阴君火	太阴湿土	同上	
三之气（司天）	始于小满日亥时初，终于大暑日酉时初	主气相火 客气相火	少阳相火	少阳相火	同上	
四之气（天左）	始于大暑日酉时正，终于秋分日未时正	主气湿土 客气燥金	太阴湿土	阳明燥金	同上	
五之气（泉右）	始于秋分日申时初，终于小雪日午时初	主气燥金 客气寒水	阳明燥金	太阳寒水	同上	
终之气（在泉）	始于小雪日午时正，终于大寒日辰时正	主气寒水 客气风木	太阳寒水	厥阴风木	同上	

节气·月建对照

节气	月建	月份
大寒	丁丑	正月
立春		
雨水	戊寅	
惊蛰	己卯	二月
春分		
清明	庚辰	三月
谷雨		
立夏	辛巳	四月
小满		
芒种	壬午	五月
夏至		
小暑	癸未	六月
大暑		
立秋	甲申	七月
处暑		
白露	乙酉	八月
秋分		
寒露	丙戌	九月
霜降		
立冬	丁亥	十月
小雪		
大雪	戊子	冬月
冬至		
小寒		腊月

辛酉年

五运（中运：水运不及）			节气		六气				病证	治法
客运 / 主运	交司时间	月建	节气	交司时间（客主加临）	客主加临	主气	客气			
少羽 / 少角	庚申年大寒日巳时初交初运	己丑 正月庚寅	大寒 立春 雨水 惊蛰	始于庚申年大寒日巳时初，终于本年春分日卯时初（初之气 泉左）	主气风木 客气湿土	厥阴风木	太阴湿土		参卯酉年	参辛卯年
太角 / 太徵	春分后十三日巳正一刻交二运	二月辛卯 三月壬辰	春分 清明 谷雨 立夏	始于春分日卯时正，终于小满日丑时初（二之气 天右）	主气君火 客气相火	少阴君火	少阳相火		同上	
少徵 / 少宫	芒种后十日午初二刻交三运	四月癸巳 五月甲午	小满 芒种 夏至 小暑	始于小满日丑时正，终于大暑日子时初（三之气 司天）	主气相火 客气燥金	少阳相火	阳明燥金		同上	
太宫 / 太商	处暑后七日午正三刻交四运	六月乙未 七月丙申	大暑 立秋 处暑 白露	始于大暑日子时正，终于秋分日戌时初（四之气 天左）	主气湿土 客气寒水	太阴湿土	太阳寒水		同上	
少商 / 少羽	立冬后四日未初四刻交五运	八月丁酉 九月戊戌 十月己亥	秋分 寒露 霜降 立冬	始于秋分日戌时正，终于小雪日酉时初（五之气 泉右）	主气燥金 客气风木	阳明燥金	厥阴风木		同上	
		冬月庚子 腊月辛丑	小雪 大雪 冬至 小寒	始于小雪日酉时正，终于大寒日未时正（终之气 在泉）	主气寒水 客气君火	太阳寒水	少阴君火		同上	

壬 戌 年

中运	客运	主运	五运 交司时间	节气	月建	节气	交司时间（六气）	初之气泉左 客主加临	主气	客气	病证	治法
木运太过	太角	太角	辛酉年大寒日申时初交初运	大寒 立春 雨水 惊蛰	辛丑 正月 壬寅 二月	大寒 立春 雨水 惊蛰	始于辛酉年大寒日申时初，终于本年春分日午时初	初之气泉左 主气风木 客气相火	厥阴风木	少阳相火	参辰戌年	参壬辰年
	少徵	少徵	春分后十三日申时正一刻交二运	春分 清明 谷雨 立夏	癸卯 三月 甲辰 四月	春分 清明 谷雨 立夏	始于春分日午时正，终于小满日辰时正	二之气天右 主气君火 客气燥金	少阴君火	阳明燥金	同上	
	太宫	太宫	芒种后十日酉初二刻交三运	小满 芒种 夏至 小暑	乙巳 五月 丙午 六月	小满 芒种 夏至 小暑	始于小满日辰时初，终于大暑日卯时初	三之气司天 主气相火 客气寒水	少阳相火	太阳寒水	同上	
	少商	少商	处暑后七日酉正三刻交四运	大暑 立秋 处暑 白露	丁未 七月 戊申 八月	大暑 立秋 处暑 白露	始于大暑日卯时正，终于秋分日丑时正	四之气天左 主气湿土 客气风木	太阴湿土	厥阴风木	同上	
	太羽	太羽	立冬后四日戌初四刻交五运	秋分 寒露 霜降 立冬	己酉 九月 庚戌 十月	秋分 寒露 霜降 立冬	始于秋分日丑时初，终于小雪日子时初	五之气泉右 主气燥金 客气君火	阳明燥金	少阴君火	同上	
				小雪 大雪 冬至 小寒	辛亥 冬月 壬子 腊月	小雪 大雪 冬至 小寒	始于小雪日子时正，终于大寒日戌时正	终之气在泉 主气寒水 客气湿土	太阳寒水	太阴湿土	同上	

221

癸 亥 年

五运

中运	客运	主运	交司时间
火运不及	少徵	太角	壬戌年大寒日亥时初交初运
	太宫	少徵	春分后十三日亥正一刻交二运
	少商	太宫	芒种后十日子初二刻交三运
	太羽	少商	处暑后七日子正三刻交四运
	少角	太羽	立冬后四日丑初四刻交五运

节气 · 月建

节气	月建	节气
大寒	癸丑月	大寒
立春	正月甲寅	立春
雨水	二月乙卯	雨水
惊蛰		惊蛰
春分	三月丙辰	春分
清明		清明
谷雨	四月丁巳	谷雨
立夏		立夏
小满	五月戊午	小满
芒种		芒种
夏至	六月己未	夏至
小暑		小暑
大暑	七月庚申	大暑
立秋		立秋
处暑	八月辛酉	处暑
白露		白露
秋分	九月壬戌	秋分
寒露		寒露
霜降	十月癸亥月	霜降
立冬		立冬
小雪	冬月甲子	小雪
大雪		大雪
冬至	腊月	冬至
小寒		小寒

六气

交司时间	客主加临（主气）	客气	病证	治法
初之气　始于壬戌年大寒日亥时初，终于本年春分日酉时初	主气厥阴风木（泉左）	客气阳明燥金	参巳亥年	参癸巳年
二之气　始于春分日酉正，终于小满日未时正	主气少阴君火（天右）	客气太阳寒水	同上	
三之气　始于小满日申初，终于大暑日午时正	主气少阳相火（司天）	客气厥阴风木	同上	
四之气　始于大暑日午正，终于秋分日辰时正	主气太阴湿土（天左）	客气少阴君火	同上	
五之气　始于秋分日巳初，终于小雪日卯时正	主气阳明燥金（泉右）	客气太阴湿土	同上	
终之气　始于小雪日卯正，终于大寒日丑时正	主气太阳寒水（在泉）	客气少阳相火	同上	

第9章 《内经》七大论导读

一、《天元纪大论》导读

本篇论述了五运六气(自然界的气候变化)中"气有多少,形有盛衰"的一般规律,从气的多少,运的太过、不及、平气等方面的岁气变化,说明运气对宇宙万物尤其是对人类的影响。

1．运气与人的关系

"天有五行御五位,以生寒、暑、燥、湿、风;人有五脏化五气,以胜喜、怒、思、忧、恐。"

2．揭示了五运六气的由来,即由阴阳二气的相互运动而产生

"夫五运阴阳者,天地之道也,万物之纲纪,变化之父母,生杀之本始,神明之府也。"

"太虚寥廓,肇基化元,万物资始,五运终天,布气真灵,总统坤元,九星悬朗,七曜周旋,曰阴曰阳,曰柔曰刚,幽显即位,寒暑弛张,生生化化,品物显彰。"

3．指出了五运在视觉和感觉上的反应

"夫变化之为用也,在天为玄,在人为道,在地为化。化生五味,道生智,玄生神。神在天为风,在地为木;在天为热,在地为火;在

天为湿，在地为土；在天为燥，在地为金；在天为寒，在地为水；在天为气，在地成形，形气相感，而化生万物矣。"

4. 指出了五运六气的运行规律

规律一："气有多少（三阴三阳），形有盛衰（太过不及）……有余而往，不足随之；不足而往，有余从之。"

规律二："上下周纪，其有数乎？鬼臾区曰：天以六为节，地以五为制，周天气者，六期为一备；终地纪者，五岁为一周。五六相合，而七百二十气为一纪，凡三十岁；千四百四十气，凡六十岁为一周，不及太过，斯皆见矣。"

5. 怎样知道某年、某运及某年、某气

"甲己之岁，土运统之；乙庚之岁，金运统之；丙辛之岁，水运统之；丁壬之岁，木运统之；戊癸之岁，火运统之。"

"子午之岁，上见少阴；丑未之岁，上见太阴；寅申之岁，上见少阳；卯酉之岁，上见阳明；辰戌之岁，上见太阳；巳亥之岁，上见厥阴。厥阴之上，风气主之；少阴之上，热气主之；太阴之上，湿气主之；少阳之上，相火主之；阳明之上，燥气主之；太阳之上，寒气主之。"

6. 提出和解释了"天符""岁会""三合为治"这三种运气变化形式

"应天为天符，承岁为岁值，三合为治。"

二、《五运行大论》导读

本篇主要是讲五运六气相关知识，并涉及天文、地理及物候等方面的内容。

1. 再次提出如何求知逐年的运和气

"首甲定运……土主甲己，金主乙庚，水主丙辛，木之丁壬，火主戊癸。"

"子午之上，少阴主之；丑未之上，太阴主之；寅申之上，少阳主之；卯酉之上，阳明主之；辰戌之上，太阳主之；巳亥之上，厥阴主之。"

2. 确定五运的天文依据

"丹天之气，经于牛女戊分；黅天之气，经于心尾己分；苍天之气，经于危室柳鬼；素天之气，经于亢氐昴毕，玄天之气，经于张翼娄胃。"

3. 五运与宇宙万物及人的整体关系

"东方生风，风生木，木生酸，酸生肝，肝生筋，筋生心；南方生热，热生火，火生苦，苦生心，心生血，血生脾；中央生湿，湿生土，土生甘，甘生脾，脾生肉，肉生肺；西方生燥，燥生金，金生辛，辛生肺，肺生皮毛，皮毛生肾；北方生寒，寒生水，水生咸，咸生肾，肾生骨髓，髓生肝。"

4. 六气司天在泉左右间气的运行顺序

司天及其左右间气运行顺序："诸上见厥阴，左少阴，右太阳；见少阴，左太阴，右厥阴；见太阴，左少阳，右少阴；见少阳，左阳明，右太阴；见阳明，左太阳，右少阳；见太阳，左厥阴，右阳明。"

在泉及其左右间气运行顺序："厥阴在上则少阳在下，左阳明，右太阴；少阴在上则阳明在下，左太阳，右少阳；太阴在上则太阳在下，左厥阴，右阳明；少阳在上则厥阴在下，左少阴，右太阳；阳明在上则少阴在下，左太阴，右厥阴；太阳在上则太阴在下，左少阳，右少阴。"

5. 六气主客相加有相得不相得逆顺之变

"上下相遘，寒暑相临，气相得则和，不相得则病。"

上指客气，下指主气。客气加于主气之上，客来生主者为相得，如客木临于主火之上，客金临于主水之上，皆为客气生主气，故为相得，余类推；若客气加于主气之上，主客之间相互克贼者，则为不相得，如客土临于主木之上，或客土临于主水之上等，不是主气克客气，就是客气克主气，故为不相得，余类推。

"气相得而病者何也？岐伯曰：以下临上，不当位也。"

下之主气为子，上之客气为母，客主加临后，客来生主者为顺，如客木生主火、客火生主土等，顺则不病；若主气生客气则为逆，逆则为不当位，故而病也，如主土临于客火、主火临于客木等。

6. 六气之特点

"燥以干之，燥胜则地干；暑以蒸之，暑胜则地热；风以动之，风胜则地动；湿以润之，湿胜则地泥；寒以坚之，寒胜则地裂；火以温之，火胜则地固。"

7. 提出天地阴阳"不以数，推以象"的观点

8. 提出"先立其年，以知其气"，方可断生死的观点

三、《六微旨大论》导读

本篇主要论述六气（天道六六之节）的性质、六气的表里配合、六气之客气、主气各自的排列顺序、六气分六步运行，每步时间段的长短和交接时间，以及六气与时令的关系；并解释了什么是岁会、天符、太乙天符，及其在发病中的轻重程度等。

1．六气的性质

"少阳之上，火气治之；阳明之上，燥气治之；太阳之上，寒气治之；厥阴之上，风气治之；少阴之上，热气治之；太阴之上，湿气治之。"

即少阳的性质为火，阳明的性质为燥，太阳的性质为寒，厥阴的性质为风，少阴的性质为热，太阴的性质为湿。

2．六气的表里配合及标本中气

"少阳之上，火气治之，中见厥阴；阳明之上，燥气治之，中见太阴；太阳之上，寒气治之，中见少阴；厥阴之上，风气治之，中见少阳；少阴之上，热气治之，中见太阳；太阴之上，湿气治之，中见阳明。"

即少阳与厥阴为表里，少阳标本皆阳，中气为厥阴；阳明与太阴为表里，阳明标阳本燥，中气为太阴；太阳与少阴为表里，太阳标阳本寒，中气为少阴；厥阴与少阳为表里，厥阴标阴本风，中气为少阳；少阴与太阳为表里，少阴标阴本热，中气为太阳；太阴与阳明为表里，太阴标阴本湿，中气为阳明。

3．六气之客气排列顺序

"愿闻天道六六之节，盛衰何也？岐伯曰：上下有位，左右有纪。

少阳之右，阳明治之；阳明之右，太阳治之；太阳之右，厥阴治之；厥阴之右，少阴治之；少阴之右，太阴治之；太阴之右，少阳治之。"

以上说明客气是按阴阳气之多少来排列和运行的，即按"一阳—二阳—三阳——一阴—二阴—三阴"的次序进行排列和运行。

4．六气之主气排列顺序

"愿闻地理之应六节气位何如？岐伯曰：显明之右，君火之位也；君火之右，退行一步，相火治之；复行一步，土气治之；复行一步，金气治之；复行一步，水气治之；复行一步，木气治之；复行一步，君火治之。"

以上说明主气是按五行相生次序排列和运行的，即按"木—火—火—土—金—水—木"的次序排列和运行。

5．六气的六步运行

"愿闻其岁六气终始早晏如何？岐伯曰：明乎哉问也，甲子之岁，初之气，天数始于水下一刻，终于八十七刻半；二之气，始于八十七刻六分，终于七十五刻；三之气，始于七十六刻，终于六十二刻半；四之气，始于六十二刻六分，终于五十刻；五之气，始于五十一刻，终于三十七刻半；六之气，始于三十七刻六分，终于二十五刻……"

以上经文说明以下两个问题。

一是把每一年六气的运行分为六步，即将每一年三百六十五又二分之一天，分为六步（六个时间段），每一步的时间段是六十天零八十七刻半。

二是步与步的起始交接时间为：初之气始于大寒，终于春分；二之气始于春分，终于小满；三之气始于小满，终于大暑；四之气始于大暑，终于秋分；五之气始于秋分，终于小雪，六之气始于小雪，终于大寒。

6．六气与时令的关系

"帝曰：其有至而至，有至而不至，有至而太过，何也？岐伯曰：至而至者和，至而不至，来气不及也，未至而至，来气有余也。"

"帝曰：至而不至，未至而至，如何？岐伯曰：应则顺，否则逆，逆则生变，变则病。"

以上经文说明，时令到气到，就是正常气候，时令到而气不到，或时令未到而气已到，或时令去而气不去，时令未去而气已去等，都非正常气候。气候不正常就容易发病。

7．岁会、天符与太乙天符

《天元纪大论》对此已有解释，本篇提出，旨在说明其在发病过程中的重要性，如"中执法者，其病速而危；中行令者，其病徐而持；中贵人者，其病暴而死"。

四、《气交变大论》导读

本篇主要论述五运德化、政令、太过、不及、灾变等对人体的影响，提出"上知天文，下知地理，中知人事"，是成为道者所必须具备的基本条件。

1．道者应具备的基本条件

"夫道者，上知天文，下知地理，中知人事，可以长久。"

这里的天文、地理，主要指三阴三阳之司天、在泉；人事，指五运六气对人的影响情况。

2．五运太过之变对人的影响

太过者气必胜，气盛则必凌克于被我克者，若人体不能适应或抵抗力弱，则易于发病。一般发病规律是被克者先病，之后克者自身亦病。

"岁木太过，风气流行，脾土受邪。"

"岁火太过，炎暑流行，肺金受邪。"

"岁土太过，雨湿流行，肾水受邪。"

"岁金太过，燥气流行，肝木受邪。"

"岁水太过，寒气流行，邪害心火。"

3．五运不及之变对人体的影响

不及者气必弱，气弱则被我克者反来克我，若机体不能适应则必然发病。一般发病规律，先是我自身发病，而后是反克我者继病。因我受克后我之子起而报复之，所以反克我者亦病。

"岁木不及，燥乃大行"，燥金克木而肝病；"复则炎暑流火"，火克于金而肺病。

"岁火不及，寒乃大行"，寒水克火而心病；"复则埃郁"，土克于水而肾病。

"岁土不及，风乃大行"，风木克土而脾病；"复则收政严峻"，金来克木而肝病。

"岁金不及，炎火乃行"，炎火克金而肺病；"复则寒雨暴至"，寒雨克火而心病。

"岁水不及，湿乃大行"，湿土克水而肾病；"复则大风暴发"，风木克土而脾病。

五、《五常政大论》导读

本篇主要论述五运之太过、不及、平气和六气之司天、在泉对人体的影响，次论运气同五类动物胎孕不育之关系，以及对疾病的治疗方法用药原则。

（一）三气之纪，各具特征

1. 平气之纪

平气者，是指其年气候比较平稳，阴阳交接，寒热更替，风雨霜雪来去，皆能依时而至。其对人体及自然万物，很少有不良影响，若调养适宜，则健康少病，若调养失宜，则病在本脏，病情轻浅。

敷和之纪，木德周行，阳舒阴布，五化宣平，其气端，其脏肝，其病里急支满。

升明之纪，正阳而治，德施周普，五化均衡，其气高，其脏心，其病疭瘛。

备化之纪，气协天休，德流四政，五化齐修，其气平，其脏脾，其病否。

审平之纪，收而不争，杀而无犯，五化宣明，其气洁，其脏肺，其病咳。

静顺之纪，藏而无害，治而善下，五化咸整，其气明，其脏肾，其病厥。

2．不及之纪

不及者，是其年气候当至而不至，气运不足。自己不足，则克我者乘虚而凌犯，我既受凌，则我之子就会起而报复之。如此一来，其年的气候就会极不正常，这对人体及自然万物会产生很大影响。这种年份，一般是本脏因受克而先发病，接着就是克我的脏腑又被我子克伐而发病，这种情况病情常很复杂而且病情严重。

委和之纪，是谓胜生，其脏肝，其病摇动注恐，眚于三。

伏明之纪，是谓胜长，其脏心，其病昏惑悲忘，眚于九。

俾监之纪，是谓减化，其脏脾，其病留满否塞，眚于四维。

从革之纪，是谓折收，其脏肺，其病嚏咳鼽衄，眚于七。

涸流之纪，是谓反阳，其脏肾，其病痿厥坚下，眚于一。

3．太过之纪

太过者，是其年气候未至而至，或至而不去，太过则恃强凌弱，气候变化就不正常，其为病则多为两脏皆病，即太过者与被克者都会发病。

发生之纪，是谓启陈，其脏肝脾，其病吐利。

赫曦之纪，是谓蕃茂，其脏心肺，其病痊。

敦阜之纪，是谓广化，其脏脾肾，其病腹满，四肢不举。

坚成之纪，是谓收引，其脏肺肝，其病喘喝，胸凭仰息。

流衍之纪，是谓封藏，其脏肾心，其病胀。

（二）司天在泉易发之病

少阳司天火克金，病则咳，嚏，鼽，衄，鼻窒，曰疡。

厥阴在泉肝克脾，病则心痛，胃脘痛，厥逆，膈不通。

阳明司天金克木，病则胁痛，目赤，掉振，鼓栗，筋萎，不能久立。

少阴在泉火克金，病则寒热如疟，小便变，甚则心痛。

太阳司天水克火，病则心烦热，嗌干，善渴，鼽，嚏，喜悲，数欠。甚则心痛，善忘。

太阴在泉土克水，病则水饮内蓄，中满不食，皮痛肉疴，筋脉不利，甚则腹痛，身后肿。

厥阴司天肝克脾，病则体重肌肉萎，食减，目转，耳鸣。

少阳在泉火克金，病则咳，呕，寒热，鼽，衄，鼻塞，甚则疮疡。

少阴司天火克金，病与少阳在泉相同。

阳明在泉金克木，病则胁痛善太息。

太阴司天土克水，病则胸中不利，阴痿，气大衰，不起不用，腰脽痛，动转不便，厥逆。

太阳在泉水克火，病则心痛，少腹痛。

（三）运气与五类胎孕不育之关系

厥阴司天，毛虫静，羽虫育，介虫不成；厥阴在泉，毛虫育，倮虫耗，羽虫不育。

少阴司天，羽虫静，介虫育，毛虫不成；少阴在泉，羽虫育，介虫耗，不育。

太阴司天，倮虫静，鳞虫育，羽虫不成；太阴在泉，倮虫育，鳞虫不成。

少阳司天，羽虫静，毛虫育，倮虫不成；少阳在泉，羽虫育，介虫耗，毛虫不成。

阳明司天，介虫静，羽虫育，介虫不成；阳明在泉，介虫育，毛虫耗，羽虫不成。

太阳司天，鳞虫静，倮虫育；太阳在泉，鳞虫耗，倮虫不育。

（四）治病方法与用药原则

1．治疗原则

必先岁气，勿伐天和，无盛盛，无虚虚，而遗人夭殃；无致邪，无失正，绝人长命。

无积者求其脏，虚则补之，药以祛之，食以随之，行水渍之，和其中外，可使必已。

上取下取，内取外取，以求其过。

病在上取之下，病在下取之上，病在中旁取之。

2．治病方法

治热以寒，温而行之，治寒以热，凉而行之，治温以清，冷而行之，治清以温，热而行之。

3．用药原则

能毒者以厚药，不胜毒者以薄药。

大毒治病，十去其六，常毒致病，十去其七，小毒治病，十去其八，无毒治病，十去其九。

谷肉果菜，食养尽之，无使过之，伤其正也，不尽行复如法。

六、《六元正纪大论》导读

本篇主要论述六十年司天、在泉、中运的固定模式和逐年不同气化的一般规律，六气所至的自然现象及其对人体的影响，发病后的治疗等。告诉人们应积极把握天时，适应气候的常变，从而才能保持健康。还讨论了五运六气胜复郁发的自然现象，及其所致疾病的表现和治法，并提示人们，治疗疾病不仅应适应天时气候，而且还要根据疾病的实际情况具体辨证灵活对待。

（一）六十年司天在泉和中运相互配合的固定模式（略）

（二）逐年运气气化情况与发病

1．辰戌之纪

壬辰壬戌：其运风，其病眩掉目瞑。

戊辰戊戌：其运热，其病热郁。

甲辰甲戌：其运阴雨，其病湿下重。

庚辰庚戌：其运凉，其病燥，背瞀胸满。

丙辰丙戌：其运寒，其病大寒留于溪谷。

凡辰戌之年：初之气，畏火主时，民病疠，温病作，身热，头痛，呕吐，肌腠疮疡。

二之气，燥金主时，民病气郁，中满，寒乃始。

三之气，寒水主时，民病寒，反热中，痈疽，注下，心热瞀闷。

四之气，风木主时，民病大热，少气，肌肉萎，足痿，注下赤白。

五之气，君火主时，民乃舒。

终之气，湿土主时，民乃凄惨，反者孕乃死。

2．卯酉之纪

丁卯丁酉：其运风清热，清热胜复同。

癸卯癸酉：其运热寒雨，寒雨胜复同。

己卯己酉：其运雨风凉，风凉胜复同。

乙卯乙酉：其运凉热寒，热寒胜复同。

辛卯辛酉：其运寒雨风，雨风胜复同。

凡卯酉之年：初之气，湿土主时，民病中热，胀，面目浮肿，善眠，鼽衄，嚏，欠，呕，小便黄赤，甚则淋。

二之气，畏火主时，疠大至，民善暴死。

三之气，燥金主时，民病寒热。

四之气，寒水主时，民病暴仆，振慄，谵妄，少气，嗌干，引饮，心痛，痈肿，疮疡，疟寒之疾，骨萎，血便。

五之气，风木主时，民气和。

终之气，君火主时，其病温。

3．寅申之纪

壬寅壬申：其运风鼓，其病掉眩，支胁，惊骇。

戊寅戊申：其运暑，其病上热郁，血溢，血泄，心痛。

甲寅甲申：其运阴雨，其病体重，浮肿，痞饮。

庚寅庚申：其运凉，其病肩、背、胸中痛。

丙寅丙申：其运寒肃，其病寒，浮肿。

凡寅申之岁：初之气，君火主时，其病气怫于上，血溢，目赤，咳逆，头痛，血崩，胁满，肤腠中疮。

二之气，湿土主时，其病热郁于上，咳逆，呕吐，疮发于中，胸嗌不利，头痛，身热，昏愦，脓疮。

三之气，畏火主时，民病热中，聋瞑，血溢，咳，呕，衄，衊，嚏，欠，喉痹，目赤，善暴死。

四之气，燥金主时，其病满，身重。

五之气，寒水主时，民当避寒。

终之气，风木主时，其病关闭不禁，心痛，咳。

4．丑未之纪

丁丑丁未：其运风清热，清热胜复同。

癸丑癸未：其运热寒雨，寒雨胜复同。

己丑己未：其运雨风清，风清胜复同。

乙丑乙未：其运凉热寒，热寒胜复同。

辛丑辛未：其运寒雨风，雨风胜复同。

凡丑未之年：初之气，风乃来，民病血溢，筋络拘强，关节不利，身重筋萎。

二之气，大火正，其病温疠大行，远近咸若，湿热蒸薄。

三之气，湿气降，民病身重，胕肿，胸腹满。

四之气，畏火临，民病腠理热，血暴溢，疟，心腹满，热，肤胀，甚则胕肿。

五之气，惨令行，民病皮腠。

终之气，寒大举，感于寒则病入关节，筋骨腰脽痛。

5．子午之纪

壬子壬午：其运风鼓，其病支满。

戊子戊午：其运炎暑，其病上热血溢。

甲子甲午：其运阴雨，其病中满身重。

庚子庚午：其运凉劲，其病下清。

丙子丙午：其运寒，其病寒下。

凡子午之年：初之气，寒水主时，民病关节禁锢，腰脽痛，中外疮疡。

二之气，风木主时，其病淋，目瞑目赤，气郁于上而热。

三之气，君火主时，民病气厥心痛，寒热更作，咳，喘，目赤。

四之气，湿土主时，民病寒热，咽干，黄疸，鼽，衄，饮发。

五之气，畏火主时，其病温。

终之气，燥气主时，余火内格，肿于上，咳喘，甚则血溢。

6. 巳亥之纪

丁巳丁亥：其运风清热，清热胜复同。

癸巳癸亥：其运热寒雨，寒雨胜复同。

己巳己亥：其运雨风清，风清胜复同。

乙巳乙亥：其运凉热寒，热寒胜复同。

辛巳辛亥：其运寒雨风，雨风胜复同。

凡巳亥之年：初之气，燥金主时，民病寒于右之下。

二之气，寒水主时，民病热于中。

三之气，风木主时，民病泣出，耳鸣，掉眩。

四之气，君火主时，民病黄疸，胕肿。

五之气，湿土主时，寒气及体。

终之气，畏火主时，其病温疠。

（三）五郁为病

土郁则民病心腹胀满，肠鸣数后，甚则心痛，胁嗌，呕吐，霍乱，饮发注下，胕肿，身重，常发于四之气。

金郁则民病咳逆，心胁满引少腹，善暴痛，不可反侧，咽干，面尘色恶，常发于五之气。

水郁则民病寒客心痛，腰脽痛，大关节不利，屈伸不便，善厥逆，痞坚腹满，常发于少阴、少阳二、三气之前后。

木郁则民病胃脘当心而痛，上支两胁，膈咽不通，饮食不下，甚则耳鸣，旋转，目不识人，善暴僵仆，发不拘时。

火郁则民病少气，疮、疡、痈、肿，胁、腹、胸、背、面首、四肢，䐜愤肤胀，疡痱，呕逆，瘛疭，骨痛，节乃有动，注下，温疟，腹中暴痛，血溢流注，精液乃少，目赤心热，甚则瞀闷懊侬，善暴死，常发于四之气。

（四）六气之至为病

厥阴所至，病里急，支痛，缓戾，胁痛，呕逆。

少阴所至，病疡疹，身热，惊惑，恶寒，战栗，谵妄，悲妄，衄蔑，语笑。

太阴所至，病积饮，痞膈，中满，霍乱，吐下，身重，胕肿。

少阳所至，病嚏，呕，疮疡，惊，燥，冒昧，暴病，喉痹，耳聋，呕涌，暴注，瘛疭，暴死。

阳明所至，病浮虚，尻、嚏、尻、阴、股、膝、髀、腨、胻、足病，皴揭。

太阳所至，病屈伸不利，腰痛，寝汗痉，流泄禁止。

（五）治疗

"和其运，调其化，无失天信，无逆气宜，无翼其胜，无赞其复，是谓至治"。

太阳司天之政，宜苦以燥之温之。必折其郁气（温散寒湿），先资其化源（于九月泻肾水救心火），抑其运气（驱散寒气），扶其不胜（补益心火）。

戊辰戊戌岁，上苦温，中甘和，下甘温，药食宜也。

庚辰庚戌岁，上苦热，中辛温，下甘热，药食宜也。

壬辰壬戌岁，上苦温，中酸和，下甘温，药食宜也。

丙辰丙戌岁，上苦热，中咸温，下甘热，药食宜也。

甲辰甲戌岁，上苦热，中苦温，下苦温，药食宜也。

阳明司天之政，宜用咸苦辛汗之清之散之，安其运气，折其郁气，资其化源（于六月泻金气以救木气）。

丁卯丁酉岁，上苦小温，中辛和，下咸寒，药食宜也。

己卯己酉岁，上苦小温，中甘和，下咸寒，药食宜也。

乙卯乙酉岁，上苦小温，中苦和，下咸寒，药食宜也。

辛卯辛酉岁，上苦小温，中苦和，下咸寒，药食宜也。

癸卯癸酉岁，上苦小温，中咸温，下咸寒，药食宜也。

少阳司天之政，宜用咸辛酸，以渗之，泄之，渍之，发之，抑其运气，赞所不胜，折其郁气，先取化源（三月）。

丙寅丙申岁，上咸寒，中咸温，下辛温，药食宜也。

壬寅壬申岁，上咸寒，中酸和，下辛凉，药食宜也。

戊寅戊申岁，上咸寒，中甘和，下辛凉，药食宜也。

甲寅甲申岁，上咸寒，中咸和，下辛凉，药食宜也。

庚寅庚申岁，上咸寒，中辛温，下辛凉，药食宜也。

太阳司天之政，宜以苦燥之，温之，甚者发之，泄之。折其郁气，而取化源（五月），益其岁气。

乙丑乙未岁，上苦热，中酸和，下甘热，药食宜也。

辛丑辛未岁，上苦热，中苦和，下苦热，药食宜也。

丁丑丁未岁，上苦温，中辛温，下甘热，药食宜也。

癸丑癸未岁，上苦温，中咸温，下甘热，药食宜也。

己丑己未岁，上苦热，中甘和，下甘热，药食宜也。

少阴司天之政，宜用咸以软之，而调其上；甚则以苦发之，以酸收之，而安其下，甚则以苦泄之。抑其运气，资其岁胜，折其郁发，先取化源（三月）。

甲子甲午岁，上咸寒，中苦热，下酸热，药食宜也。

庚子庚午岁，上咸寒，中辛温，下酸温，药食宜也。

丙子丙午岁，上咸寒，中咸热，下酸温，药食宜也。

壬子壬午岁，上咸寒，中酸凉，下酸温，药食宜也。

戊子戊午岁，上咸寒，中甘热，下酸温，药食宜也。

厥阴司天之政，宜用辛以调上，用咸以调下，折其郁气，资其化源（年前十二月），赞其运气。

己巳己亥岁，上辛凉，中甘和，下咸寒，药食宜也。

乙巳乙亥岁，上辛凉，中酸和，下咸寒，药食宜也。

辛巳辛亥岁，上辛凉，中苦和，下咸寒，药食宜也。

丁巳丁亥岁，上辛凉，中辛和，下咸寒，药食宜也。

癸巳癸亥岁，上辛凉，中咸和，下咸寒，药食宜也。

（六）论运气从化

太过而从天化者三，戊子、戊午太徵，上临少阴，戊寅、戊申太徵，上临少阳，丙辰、丙戌太羽，上临太阳。

不及而同天化者亦三，丁巳、丁亥少角，上临厥阴，乙卯、乙酉少商，上临阳明，己丑、己未少宫，上临太阴。

太过而同地化者三，甲辰、甲戌太宫，下加太阴，庚子、庚午太商，下加阳明，壬寅、壬申太角，下加厥阴。

不及而同地化者亦三，辛丑、辛未少羽，下加太阳，癸卯、癸酉少徵，下加少阴，癸巳、癸亥少徵，下加少阳。

七、《至真要大论》导读

本篇综合论述了运气学说中的诸多问题，如五运与六气司天、在泉的淫、胜、郁、复变化及其所致病症；对司天、在泉淫、胜、郁、复所致病症的治疗方法及用药气味所宜；六气致病的标本中气从化；六气为病的病机十九条讨论，以及制方配伍原则等。

（一）究六气当明六气之化（六化分治）

厥阴司天，其化以风，在泉为酸化，司气为苍化，间气为动化。

少阴司天，其化以热，在泉为苦化，不司气化，居气为灼化。

太阴司天，其化以湿，在泉为甘化，司气为黅化，间气为柔化。

少阳司天，其化以火，在泉为苦化，司气为丹化，间气为明化。

阳明司天，其化以燥，在泉为辛化，司气为素化，间气为清化。

太阳司天，其化以寒，在泉为咸化，司气为玄化，间气为藏化。

（二）为医者当司岁备物

即根据其年运气生化特点，采集储备药物，以待应用。因为这样采来的药物得天地专精之气，气全力厚，治疗作用显著。

（三）关于南政北政（存疑）

（四）六气司天在泉淫胜郁复的发病和治法

1．六气在泉所胜的发病和治疗

厥阴在泉，风淫所胜（风淫于内），民病洒洒振寒，善伸数欠，心痛支满，两胁里急，饮食不下，膈咽不通，食则呕，腹胀，善噫，得后与气，则快然如衰，身体皆重。治以辛凉，佐以苦，以甘缓之，以辛散之。

风司于地，清反胜之，治以酸温，佐以苦甘，以辛平之。

少阴在泉，热淫所胜（热淫于内），民病腹中常鸣，气上冲胸，喘不能久立，寒热，皮肤痛，目瞑，齿痛，恶寒发热如疟，少腹中痛，腹大。治以咸寒，佐以甘苦，以酸收之，以苦发之。

热司于地，寒反胜之，治以甘热，佐以苦辛，以咸平之。

太阴在泉，湿淫所胜（湿淫于内），民病饮积，心痛，耳聋浑浑焞焞，咽肿喉痹，阴病血见，少腹肿痛，不得小便，病冲头痛，目似脱，项似拔，腰似折，髀不可以回，腘如结，腨如别。治以苦热，佐以酸辛，以苦燥之，以淡泄之。

湿司于地，热反胜之，治以苦冷，佐以咸甘，以苦平之。

少阳在泉，火淫所胜（火淫于内），民病注泄赤白，少腹痛，尿赤，甚则血便。治以咸冷，佐以苦辛，以酸收之，以苦发之。

火司于地，寒反胜之，治以甘热，佐以苦辛，以咸平之。

阳明在泉，燥淫所胜（燥淫于内），民病喜呕，呕有苦，善太息，心胁痛，不能反侧，甚则咽干面尘，身无膏泽，足外反热。治以苦温，佐以甘辛，以苦下之。

燥司于地，热反胜之，治以平寒，佐以苦甘，以酸平之。

太阳在泉，寒淫所胜（寒淫于内），民病少腹控睾，引腰脊，上冲心痛，血见，咽痛，颔肿。治以甘热，佐以苦辛，以咸下之，以辛润之，以苦坚之。

寒司于地，热反胜之，治以咸冷，佐以甘辛，以苦平之。

2. 六气司天所胜的发病与治疗

厥阴司天，风淫所胜，民病胃脘当心而痛，上支两胁，鬲咽不通，饮食不下，舌本强，食则呕，冷泄，腹胀，溏泄瘕，水闭，病本于脾。平以辛凉，佐以苦甘，以甘缓之，以酸泻之。

风化于天，清反胜之，治以酸温，佐以甘苦。

少阴司天，热淫所胜，民病胸中烦热，咽干，右胁满，皮肤痛，寒热，咳喘，唾血，血泄，鼽，衄，嚏，呕，溺色变，甚则疮疡，胕肿，肩、背、臂、臑及缺盆中痛，心痛，腹大满，膨膨而咳喘，病本于肺。平以咸寒，佐以苦甘，以酸收之，以苦发之。

热化于天，寒反胜之，治以甘温佐以苦酸辛。

太阴司天，湿淫所胜，民病胕肿，骨痛，阴痹，腰脊、头项痛，时眩，大便难，阴气不用，饥不欲食，咳唾则有血，心如悬，病本于肾。平以苦热，佐以酸辛，以苦燥之，以淡泄之。

湿化于天，热反胜之，治以苦寒，佐以苦酸。

少阳司天，火淫所胜，民病头痛，发热恶寒而疟，热上皮肤痛，色变黄赤，传而为水，身面胕肿，腹满仰息，泄注赤白，疮，疡，咳，唾血，烦心，胸中热，甚则鼽衄，病本于肺。平以酸冷，佐以苦甘，以酸收，之以苦发之，以酸复之。

火化于天，寒反胜之，治以甘热，佐以苦辛。

阳明司天，燥淫所胜，民病左胠胁痛，寒清于中，感而疟，咳，腹中鸣，注泄鹜溏，心胁暴痛，不可反侧，咽干，面尘，腰痛，丈夫癞疝，妇人少腹痛，目昧，眦疡，疮、痤、痈，病本于肝。平以苦温，佐以酸辛，以苦下之。

燥化于天，热反胜之，治以辛寒，佐以苦甘。

太阳司天，寒淫所胜，民病厥心痛，呕血，血泄，善悲，时眩仆，胸腹满，手热，肘挛，腋肿，心澹澹大动，胸胁、胃脘不安，面赤，目黄，善噫，咽干，甚则色炲，渴而欲饮，病本于心。平以辛热，佐以甘苦，以咸泻之。

寒化于天，热反胜之，治以咸冷，佐以苦辛。

3．六气相胜之病与治疗

厥阴之胜，脾土受邪，则耳鸣，头眩，愦愦欲吐，胃膈如寒，小便黄赤，胃脘当心而痛，上支两胁，肠鸣，飧泄，小腹满，注下赤白，甚则呕吐，膈咽不通。治以甘清，佐以苦辛，以酸泻之。

少阴之胜，肺金受邪，则心下热，善饥，脐下反动，呕逆躁烦，腹满痛，溏泄，传为赤沃。治以辛寒，佐以苦咸，以甘泻之。

太阴之胜，肾水受邪，心火内郁，则发疮疡，心痛，热格，头痛引于眉间，喉痹，项强，胃满，少腹满，腰椎重强，内不便，善注泄，足下温，头重，足胫胕肿，饮发于中，胕肿于上。治以咸热，佐以辛甘，以苦泻之。

少阳之胜，肺金受邪，热客于胃，烦心心痛，目赤，欲呕，呕酸，善饥，耳痛，尿赤，善惊，谵妄，暴热，消铄，少腹痛，下沃赤白。治以辛寒，佐以甘咸，以甘泻之。

阳明之胜，肝木受邪，清发于中，左胠胁痛，溏泄，咽塞，瘕疝，胸中不快而咳。治以酸温佐以辛甘以苦泻之。

太阳之胜，心火受邪，寒厥入胃，内生心痛，阴中生疮，痔疟发作，隐曲不利，互引阴股，筋肉拘苛，血涩不行，络满色变，或为血泄，皮肤否肿，腹满食减，热反上行，头、项、囟顶、脑户中痛，目如脱，寒入下焦，传为濡泄。治以甘热，佐以辛酸，以咸泻之。

4. 六气之复的为病与治疗

厥阴之复，则少腹坚满，里急，暴痛，厥心痛，汗发，吐泻，饮食不入，入而复出，筋骨掉眩，清厥，甚则入脾，食痹而吐。治以酸寒，佐以甘辛，以酸泻之，以甘缓之。

少阴之复，燠热内作，烦躁，鼽，嚏，少腹绞痛，咽燥，咳，皮肤痛，暴喑，心痛，郁冒不知人，洒淅恶寒，振慄谵妄，寒已而热，渴而欲饮，少气骨萎，膈肠不便，外为胕肿，哕，噫，痱疹疮疡，痈疽痤痔，甚则入肺，咳而鼻渊。治以咸寒，佐以苦辛，以甘泻之，以酸收之，以苦发之，以咸软之。

太阴之复，湿变乃举，体重中满，食饮不化，阴气上厥，胸中不便，饮发于中，咳喘有声，头顶痛重而掉眩尤甚，呕而密默，唾吐清液，甚则入肾，窍泄无度。治以苦热，佐以酸辛，以苦泻之，燥之，泄之。

少阳之复，则惊瘛，咳，衄，心热烦躁，便数，憎风，厥气上行，面如浮埃，目乃瘛瘛，火气内发，上为口糜，呕逆，血溢，血泄，发而为疟，恶寒振慄，寒极反热，咽格焦枯，渴引水浆，色变黄赤，少气，脉萎，胕肿，甚则入肺，咳而血泄。治以咸冷，佐以苦辛，以咸软之，以酸收之，辛苦发之。

阳明之复，则病生胠胁，善太息，甚则心痛，痞满，腹胀，而泄呕苦，咳，哕，烦心，病在膈中，头痛，甚则入肝，惊骇筋挛。治以辛温，佐以苦甘，以苦泄之，以苦下之，以酸补之。

太阳之复，厥气上行，心胃生寒，胸膈不利，心痛，痞满，头痛，善悲，时眩仆，食减，腰椎反痛，屈伸不便，少腹控睾引腰脊，上冲心，唾出清水，哕，噫，甚则入心，善忘。治以咸热，佐以甘辛，以苦坚之。

（五）六气主客相胜的发病与治疗

1．司天主客相胜之为病

厥阴司天，客胜则耳鸣，目眩，甚则咳；主胜则胸胁痛，舌难言。

少阴司天，客胜则鼽、嚏，颈项强，肩背瞀热，头痛，少气，发热，耳聋，目瞑，甚则胕肿，血溢，疮疡咳喘；主胜则心热，烦躁，甚则胁痛支满。

太阴司天，客胜首面浮肿，呼吸气喘；主胜则胸腹满瞀。

少阳司天，客胜则丹疹外发，疮疡，呕逆，喉痹，头痛，咽肿，耳聋，血溢，内为瘛疭；主胜则胸满，咳仰息，甚而有血，手热。

阳明司天，则咳衄咽塞，心膈中热，咳不止而白血出者死。

太阳司天，客胜则胸中不利，出清涕，感寒则咳；主胜则喉咽中鸣。

2．在泉主客相胜之为病

厥阴在泉，客胜则大关节不利，内为痉强拘瘛，外为不便；主胜则筋骨繇并，腰腹时痛。

少阴在泉，客胜则腰痛，尻、股、膝、髀、腨、胻、足病，瞀热，心酸，胕肿，不能久立，小便变；主胜则厥气上行，心痛，发热，膈中众痹皆作，发于胠胁，魄汗不藏，四逆而起。

太阴在泉，客胜则足痿下重，便溲不时，湿客下焦，发而濡泄，水肿隐曲之疾；主胜则寒气逆满，食饮不下，甚则为疝。

少阳在泉，客胜则腰腹痛，反恶寒，甚则下白溺白；主胜则热反上行，而客于心，心痛发热，格中而呕。

阳明在泉，客胜则清气动下，少腹坚满而数便泄；主胜则腰腹痛，少腹生寒，下为鹜溏，寒厥于肠，上冲胸中，甚则喘不能立。

太阳在泉，腰尻痛，屈伸不利，股、胫、足、膝痛。

3．关于客主相胜的治疗

其治疗原则总的来讲，客胜则泻客而补主，主胜则泻主而补客。即高者抑之，下者举之，有余者折之，不足者补之，佐以所利，和以所宜，必安其主客，适其寒温，同者逆之，异者从之。

主气五味当用：木位之主，泻以酸，补以辛；火位之主，泻以甘，补以咸；土位之主，泻以苦，补以甘；金位之主，泻以辛，补以酸；水位之主，泻以咸，补以苦。

客气五味当用：厥阴之客，以辛补之，以酸泻之，以甘缓之。

少阴之客，以咸补之，以甘泻之，以咸收之。

太阴之客，以甘补之，以苦泻之，以甘缓之。

少阳之客，以咸补之，以甘泻之，以咸软之。

阳明之客，以酸补之，以辛泻之，以苦泻之。

太阳之客，以苦补之，以咸泻之，以苦坚之，以辛润之。

（六）制方原则（略）

（七）易发病的三个时期

乘年之虚；遇月之空；失时之和。

（八）六气发病的从本从标从中

太阴少阳从于本；少阴太阳从标从本；阳明厥阴不从标本从乎中。

（九）病机十九条（略）

（十）五味所归（略）

附记　条山先生从医记

钧天先生，阎姓，字霄风，号条山逸人，山西省垣曲县长直乡前清濂村人氏，与我是同乡，又是挚友。平时我和老伴有个头痛脑热的，没少麻烦他。这次闻说他的《五运六气推算与应用》即将出版，非常兴奋。我是搞文的，对于中医，所知寥寥，可以说没有什么发言权，但出于友情和先生的医学成就，总觉得心里有话要说。为此，我也模仿国粹中医的方法，为先生认认真真地"号"了一下脉，找出了他医道人生的"经络走向"，于是不胜感慨，便有了"条山先生从医记"的十段文字。

（一）一种文化的熏陶

条山先生祖籍垣曲清濂村，清濂曾为县治，舜耕历山的故事距此不远。舜为孝德之祖，孝德文化起源于此，尚德尚孝的文化基因，源远流长地熏染陶冶着淳朴的大山儿女，构筑起他们最为原始的人生价值观念。而作为曾经县治的清濂村落，更有较为成熟的孝德氛围。"爱吾家以及四邻，孝吾老以及人老"，条山先生自小在这样的文化氛围中长大，孝悌仁爱，奉献诚信的人生准则便由此而成。

（二）一缕家教的启蒙

条山先生出身于农耕家庭。他的父亲是个晚清儒士，自幼教他课读四书，给他装了一肚子学问；他的奶奶是位心地慈善的佛教信徒，从小教导他，为人要慈悲为怀，助人为乐。因为他奶奶兼通医术，方圆百十里，凡有病痛的，多来求治。几苗小草，一根银针，就能使扶着来的、抬着来的、背着来的起身自己走回去。这在条山先生幼小的心灵中刻下了一条做人的原则，更留下了一道讳莫如深的医学难题，让其用一生的努力去践行，去寻找答案，这也是他与中医结下不解之缘的原始契机。

（三）一个毅然的抉择

条山先生自幼聪明过人，有过目不忘之功。小学只上了两年半，便越级考上了垣曲县第二高小——长直完小，一年后又考入垣曲二中。先生当时有两个弟弟，大弟弟患麻疹抽风而死，二弟弟被石磨砸伤染上破伤风而死，奶奶虽尽力挽救，周边医生虽都诊遍，但终未能挽回两个弟弟的生命。奶奶与父母悲恸不已，立意要条山先生学医，以拒家门和世人的厄运。时值1962年，村保健站接纳了一位从国民党部队回来的老中医，条山先生刚刚初中毕业，考入高中，就从父命，义无反顾地弃学拜师学医。

（四）一位严师的指引

那位老中医叫张德煜，是国民党高桂滋部队的一名军医，从事中医30余年，中医功底扎实，医术精湛超群，精通五运六气，惯用伤寒经方。虽是旧军人，却是名中医。

在那样一个年代里，拜其为师傅，已是被人忌讳的事了，可先生为了把师傅本领学到手，居然还认师傅为义父。师傅对先生要求特别严格，背诵经典，不许错一个字。错一个字，打一个耳光，错两个字，就打两个耳光；看病人第一次没效果，罚背《伤寒论》全书一遍，两次没效果，就跪下挨打。一次先生为一个病人抓药，把师傅开的肉桂一钱称得高了一点，一个耳光就上去了，还有一次是把几钱几分的"分"，四舍五入了，师傅叫他跪下自己打自己的手，并教训他说："吃药不是吃饭，多一口不行，少一口也不行。医生行不行，全靠药当家，药效好不好，你（司药）是当家人，干什么事都要认真，要再这样你就别学医了！"

（五）一批师资的打造

二十世纪五六十年代，垣曲县有一所卫校，那里聚集了一批在当地驰名的老中医。师傅为让他学到更多知识，就把他送到卫校。为他引荐了垣曲县名医李复唐、师星明、赵中凤、孟锦绣、王全福及名药师王天顺、王太和等人，并磕头拜师。系统学习《黄帝内经》《难经》《金匮要略》《温病学》《针灸学》《内科学》《妇科学》《儿科学》《外科学》与药物炮制等，使先生对中医学由表及里，进入理性层面，这对先生后来医术的提高，再次打下坚实的基础。

1963 年农历九月，因师傅有事回站替班，恰遇一孟性少女高热神昏，如疯如癫，一丝不挂，狂奔乱喊，数医不能治，先生一付药就使少女神清病愈。

又垣曲县皋落镇粮站站长王仁俊患咳嗽痰喘 20 余年，每次发病都必须用青霉素才能控制，二十世纪六七十年代青霉素特别紧缺，属控制供应药品。在 1969 年冬犯病时，四处买不到青霉素，先生选择用中药麻杏甘石汤加瓜蒌、贝母、葶苈子等替代青霉素治疗，竟取得了比用青霉素还好的效果，后王站长视该方为秘方，每次犯病就自己抓服，不让别人知道。从此先生声名鹊起，赞誉满乡里。

（六）一双赤足的践行

二十世纪六十年代的文化大革命中，对农村医生有个特殊称谓，叫"赤脚医生"。赤脚医生活动在田间地头，病家床头，风里雨里，走村串巷，自己种药，自己采药，自己为病人制药、煎药，给病人用。世上就怕有心人，先生觉得这是一个躬身实践，成就大医的大好机会。他向生产队里要了一块地，自己种植川芎、当归、红花、芍药、丹皮等，到了春秋季节，有病人就看病，没病人就上山采药，使他积累了大量的药物知识。由于他那时已有了点小名气，所以三五十里外，隔三差五总有人请他看病。那时交通非常原始，去哪里都是步行，不管是阴雨泥泞，还是酷暑寒冬，先生是有求必应，即使深更半夜，先生也从不推辞。他说，医生不能怕苦，历代名医如扁鹊、张仲景、孙思邈等，都是遍历山川，走医千万家，才积累了丰富的经验，获得了真知灼见，他的目的就是赤脚走天下，力争成大医。

（七）一场暴风雨的历练

1966 年是先生出师的第二年，师傅正在向先生传授"五运六气"之学，想将先生引入医学的更高层次的时候。环境恶劣了起来，先生的信念却毫不动摇，依然一如既往给群众看病，依然一如既往读书学习。1968 年，是先生最为伤痛的一年，他的师傅死去，他自己被关了40 余天。而在这难熬的 40 余天里，先生竟偷偷地读完了《诸病源候论》和金元四大家的学说，并写出了长达 3 万多字的学习心得。

（八）一次脱颖的机遇

1977 年恢复高考，1978 年，国务院下发 51 号文件，在全国城乡招收闲散的中医药优秀人才，先生以其积学深厚，顺利地通过了层层选拔，一举考取山西省第二名，运城地区（现运城市）第一名，脱颖而出。由农村一名赤脚医生被转为国家干部，分配于当时的北京中医研究院（现中国中医科学院）工作。先生至孝，时因二老身体欠佳而留于运城，在运城地区卫生局安排下，参与筹建运城地区中医医院。

（九）一座讲坛的辉煌

1980 年，运城地区承担了山西省中医经典学习班的教学任务，本来给先生安排的课程是《伤寒论》，但在《内经》讲授过程中，由于"文化大革命"的造反遗风尚在，从本省以及其他省里请来的几个老师，全被学生从课堂上赶了下去，说讲的还不如他们自己看。这时学习班王振山主任知道先生古文水平高，《内经》学得好，就找到先生要先生讲《内经》，先生未加思索就答应了下来。通过 1 个月备课，先生登上了讲台，先生一开口，本来鼎声喧腾的课堂，一下子变得鸦雀无声，一片肃静。一个个学员都瞪大眼睛，专心致志地倾听先生讲解。这个学习班的学员，条件要求是大学本科毕业，具有七年临床经验的中医大夫，其中不乏五六十岁的老道中医。先生上堂讲课，不带讲稿，竟能流利背诵经文；讲解时，抑扬顿挫，口若悬河，引经据典，生动活泼，煞是风趣。他把《内经》的每一个字，每一句话，每一个术语，每一段文字，解析的透透彻彻，明明白白，一下子镇住了这个多事之秋的浮躁与散漫。此后，只要运城有讲中医的课堂，就都有先生的身影。

凡听过先生讲课的人都说：听阎老师讲课，简直是一场艺术的享受。

（十）一朝退休的复活

闲暇无事，我常邀先生一起聊天，先生却常说，他很后悔来中医院工作。他说他学的是中医学的全科医学，内、外、妇、儿、五官各科，以及中药的种植、采集和炮制，无不下过大功夫，而医院开诊后，则要他选一个科，他丢哪一个？哪个也舍不得。所以在所有人都有了科室时，他却无处可去，只好独自坐在一个没有门牌的诊室里。病人来诊，是用科室名称对自己的病，很少有人进入先生诊室，找先生看病者都是认识先生、了解先生的人。好不容易到了 2007 年，先生退休。退休后，虽然很多医院高薪聘请他去坐诊，但先生坚辞不去，却自己开了个"传统医馆"。

自此后，先生如鱼得水，自己采集药材，自己炮制药材，首先推行"治未病"。次则内、外、妇、儿各科病。遇到什么看什么，把先前所学，尤其是师傅所传的"五运六气"之学，挥洒自如地全都派上了用场。

先生不仅能帮助无病的人尽量不得病，还救人于危急时刻，与死亡争分夺秒，救下了无数人。

运城市盐湖区一位副区长的奶奶 89 岁时，得了一种病，不吃不喝近 1 个月，几个医院都诊断她是"多脏腑功能衰竭"，让赶快准备后事。先生一把脉，竟说没事，开了几位很不值钱的药材和水果，居然救活了她，一直活到 95 岁。现在先生一边从事诊务工作，一边向群众宣传普及中医学知识，他说，中医绝不能按西医的方式办医院。要是那样，一是会极大地限制医生的功能；二是极不利于中医事业的发展。他说他在中医院就曾经差点"死过去"，现在离开医院了，他又复活了。

十段文字写毕，大致勾画出了先生的人生轨迹。至于先生医道的深邃，在医学上的建树，我自恨才疏学浅，力难评价，好在先生的著作即将出版，也就无须我多费笔墨了。

申大局

甲午年于金陵西堤坊